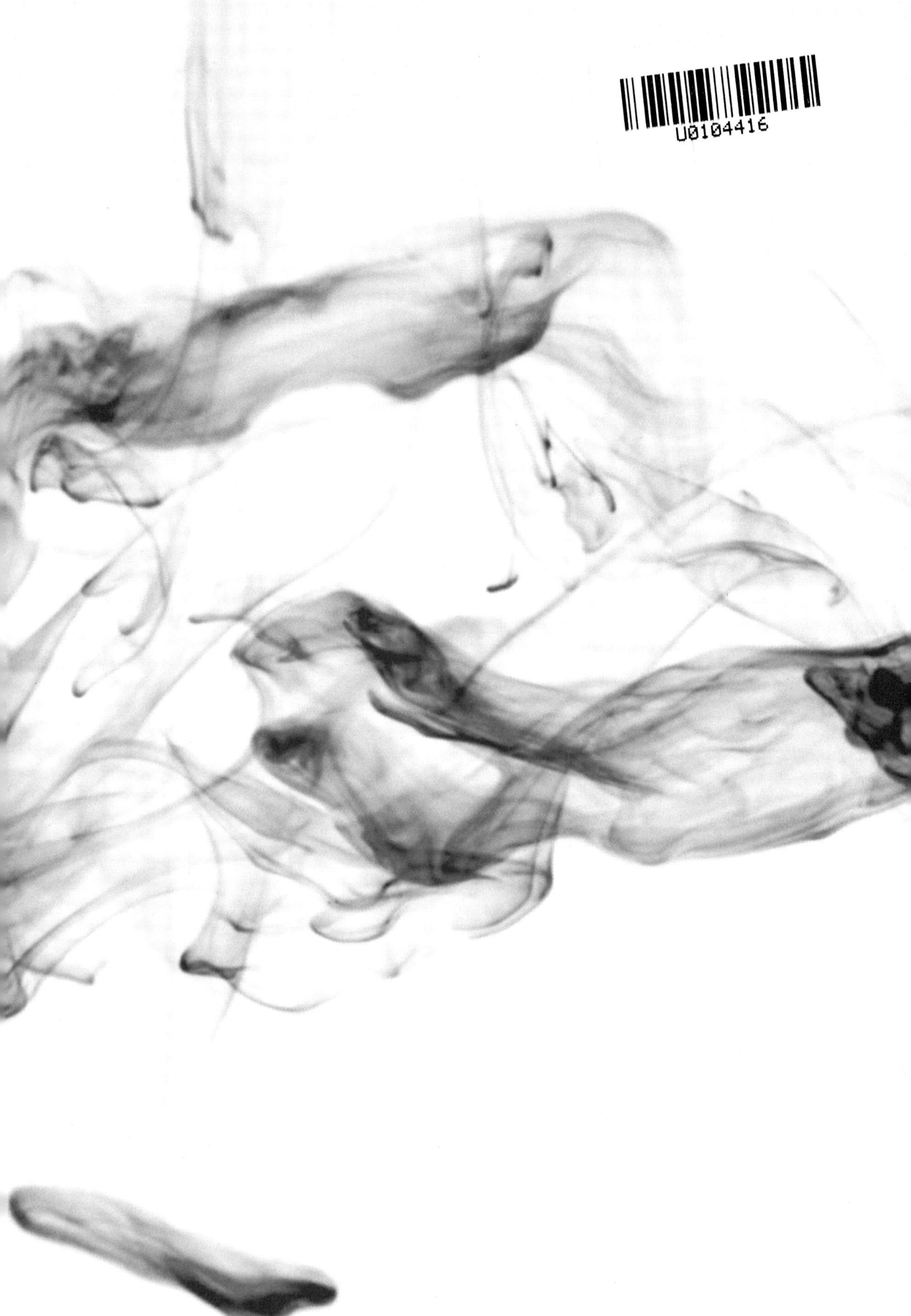

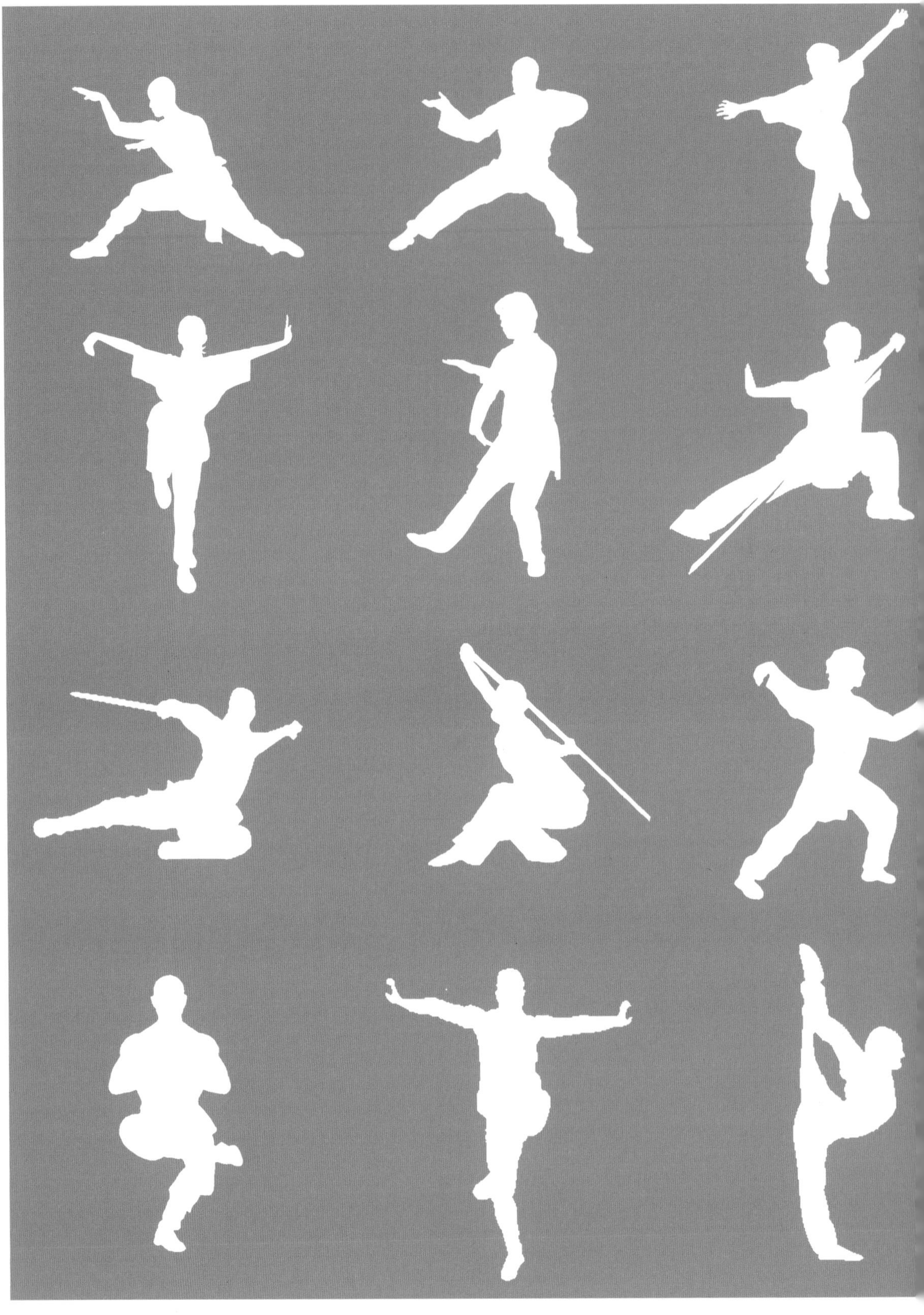

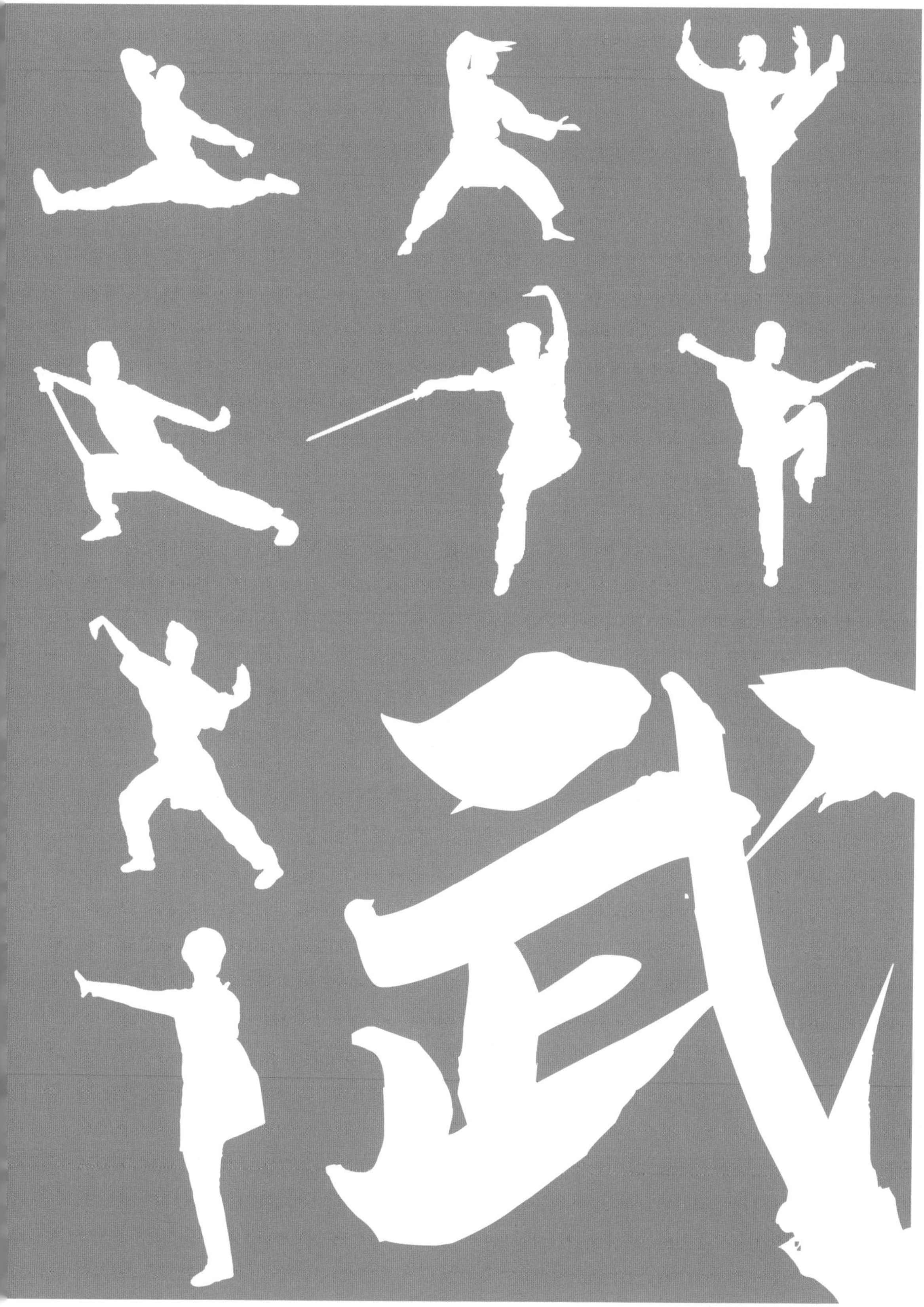
武

国家出版基金项目
NATIONAL PUBLICATION FOUNDATION

司红玉 主编 / 侯 雯 动作示范

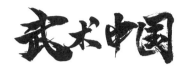

武术中国

太极养生杖

司红玉 张 婧 编著

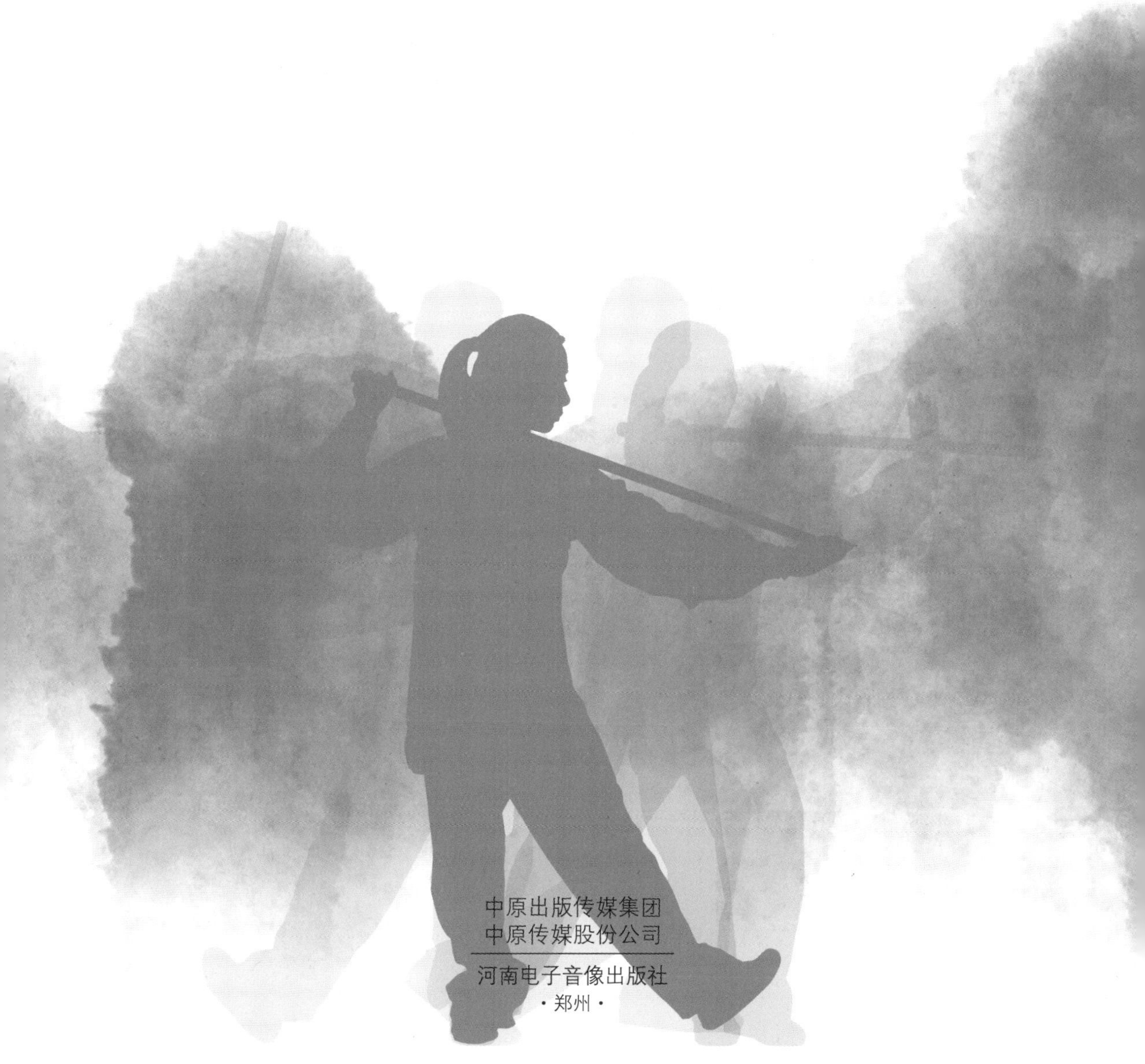

中原出版传媒集团
中原传媒股份公司
河南电子音像出版社
·郑州·

图书在版编目（CIP）数据

太极养生杖 / 司红玉，张婧编著．—郑州 : 河南电子音像出版社，2021.11
（武术中国）
ISBN 978-7-83009-382-2

Ⅰ．①太… Ⅱ．①司… ②张… Ⅲ．①气功-健身运动-基本知识 Ⅳ．①R214

中国版本图书馆CIP数据核字（2021）第220352号

太极养生杖

司红玉 张 婧 编著

出 版 人：温新豪　　选题策划：郭笑丹
责任编辑：赵丽洁　　责任校对：李晓杰
装帧设计：刘运来工作室　　造型设计：赵雨琪
摄　　像：林伟峰 徐瑞勋　　视频后期：范丽娜 李沃桐 韩小枝
录　　音：胡 辉 王 珅　　美　　工：张 勇 李景云 郭 宾

出版发行：河南电子音像出版社
地　　址：郑州市郑东新区祥盛街27号
邮政编码：450016
经　　销：全国新华书店
印　　刷：辉县市伟业印务有限公司
开　　本：787 mm×1092 mm 1/16
印　　张：8.75印张
字　　数：133千字
版　　次：2021年11月第1版
印　　次：2021年11月第1次印刷
定　　价：61.00元

总序

吴彬

中国武术研究院专家委员会委员
国家级武术教练
享受国务院政府特殊津贴专家
中国武术九段
国际武术联合会技术委员会原主任
亚洲武术联合会技术委员会主任
中国武术协会副主席
北京武术院院长

文化是民族的血脉，是人民的精神家园。中华文化独一无二的理念、智慧、气度、神韵，增添了中国人民内心深处的自信和自豪。中华武术是中华传统文化中的重要部分，是弘扬中华文明的重要渠道。说起武术，就不能不提河南，少林和太极，那是享誉全球！

党的十八大以来，以习近平同志为核心的党中央高度重视、关心体育工作，将全民健身上升为“健康中国战略”，推动了全民健身和全民健康深度融合。2017 年 8 月在天津举办的第十三届全运会即将开幕之际，习近平总书记在会见全国体育先进单位和先进个人代表等时强调，加快建设体育强国，就要坚持以人民为中心的思想，把人民作为发展体育事业的主体，把满足人民健身需求、促进人的全面发展作为体育工作的出发点和落脚点，落实全民健身国家战略，不断提高人民健康水平。

河南电子音像出版社出版的这套“武术中国”系列图书自立项以来，就以起点高、形式新等诸多优点，受到广泛关注，并于 2016 年入选“十三五”国家重点图书、音像、电子出版物出版规划，2019 年入选国家出版基金项目。

“武术中国”系列图书底蕴深厚、权威性高，又贴近读者，实操性强。它不仅仅挖掘、整理了我国优秀传统武术文化，而且着力突出武术这一传统文化在健身、提高全民素质上的重要意义，引导读者从健康、健身的视角看待和尝试中国传统武术。这套丛书的作者大多是我国武术界的著名老师，如朱天才、梁以全、曾乃梁等。这套丛书还首创了积木式教学、动作加呼吸的高阶健身方式，以及在传统武术中融入中国古典音乐、书法等元素符号，提高了读者阅读兴趣和出版物品位。所谓积木式教学，就是把教学单元分解为每一个动作对应一个视频，比如陈氏太极拳老架一路有 74 个动作，积木式教学就是把教学分解为 74 个教学单元，读者掌握单个动作后可自主进行套路学习。书中每个教学动作之后附有二维码，读者通过手机扫描二维码可随时在线观看视频。这种方式的教学降低了读者的学习门槛，提升了他们的学习兴趣。

希望这套丛书的出版，能使广大读者深入了解、喜爱我们的民族瑰宝，开启新时代健康精彩的人生！

吴彬

前言

健身气功是中华民族的文化瑰宝，具有悠久的历史和深厚的文化底蕴。在历史上，其作为民族传统体育项目，主要以一种独特的身心锻炼方法，即自身形体活动、呼吸吐纳、心理调节相结合的运动形式，使身心处于和谐状态。“流水不腐，户枢不蠹，动也。形气亦然。形不动则精不流，精不流则气郁。”中国古人非常重视运动养生。运动养生在养生学中占据着重要的地位，因运动形式的不同，会有不同的称谓，比如导引术、吐纳、行气、气功等。2001 年，国家体育总局健身气功管理中心遵循“取其精华，去其糟粕”的创编原则，按照“讲科学，倡主流，抓管理”的工作总体思路，组织体育、医学等方面的相关专家，在挖掘整理优秀传统气功功法的基础上，按照科研课题的方式，先后创编了 11 套健身气功新功法。

2016 年 10 月，中共中央、国务院印发了我国首次于国家层面提出的健康领域中长期战略规划——《“健康中国 2030”规划纲要》（以下简称《纲要》）。《纲要》指出，要发挥全民科学健身在健康促进、慢性病预防和康复等方面的积极作用。新时代群众对美好生活、科学健身愈加追求和需要，对学练健身气功的兴趣与日俱增。健身气功已成为深受广大群众喜爱和推崇的时尚健身运动。

为满足广大健身气功习练者的迫切需求，2019 年 7 月，我们开始启动健身气功图书的编撰工作。这次选取的 9 种新功法，在图书编写内容上与国家体育总局健身气功管理中心主编的内容有所不同。每本书共分三章：第一章是健身气功概述，第二章是具体新功法，第三章是新功法技术。每章内容的编排以方便习练者阅读、学练为宜，不仅适宜于健身气功初学者，而且对有一定基础的学练者也会有显著的增益和提高。

目前，健身气功成为广大群众强身健体、增强体质的一项养生选择。为了更好地继承和发扬优秀传统养生文化，推动健身气功的持续良性发展，我们推出了“武术中国”健身养生系列图书，希冀能为健身气功的推广、普及提供理论支撑和技术保障。由于编撰者的能力及水平有限，书中难免有纰漏与不足之处，敬请各位专家、学者、读者给予斧正。

河南电子音像出版社长期致力于武术文化的宣传和推广，出版了大量武术精品，以百集“中国民间武术经典”为代表，其在海内外发行之后，深受广大武术界朋友的欢迎和好评。此次“武术中国”系列出版工程，以中国博大精深的武术文化为核心内容，邀请诸多武术名家从少林武术、太极拳以及其他拳种的历史演变、风格特点、文化特点、养生健体功效、传世歌诀、套路概述、拳术套路、器械套路等方面详细阐述，以此普及传统武术套路，抢救挖掘稀有武术拳种。

“武术中国”系列于 2016 年入选“十三五”国家重点图书、音像、电子出版物出版规划，2019 年获得国家出版基金资助。这套丛书的出版发行，将有力地促进中国武术文化的发展和繁荣，对传播、推广、弘扬中华民族优秀武术文化，起到巨大的助力作用。

需要指出的是，本套书中详注的图片分解动作是针对入门者而言的基本动作，而视频演练者都是精熟于这些动作的武术行家，他们演练动作快速连贯、行云流水，从而有个别动作在幅度、节奏、速度等方面与书中静止的图片分解动作或存在些许出入。初练者在长期反复练习后，也能做到熟能生巧、灵活运用。

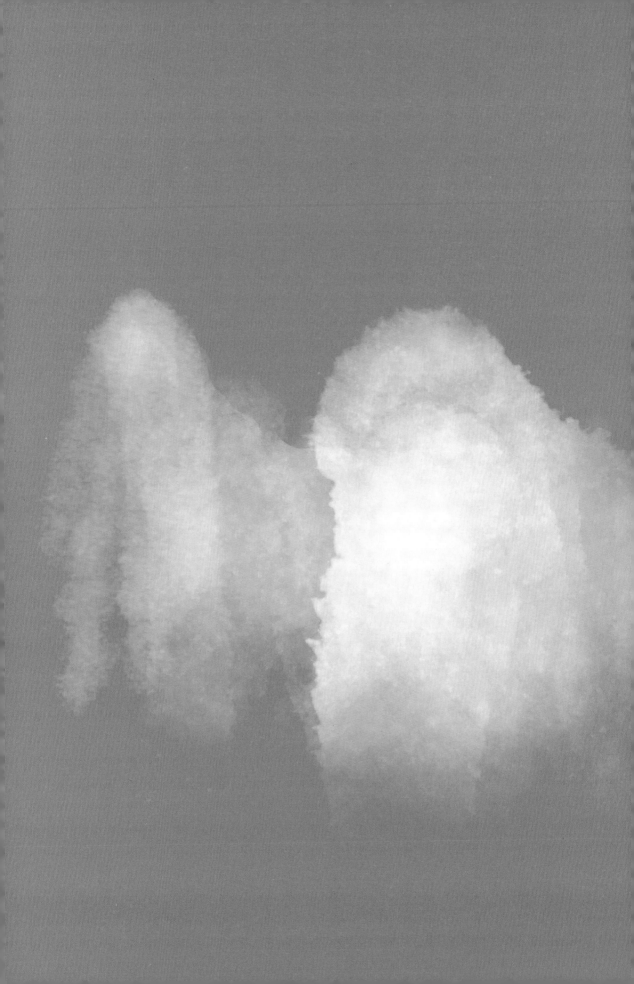

目录

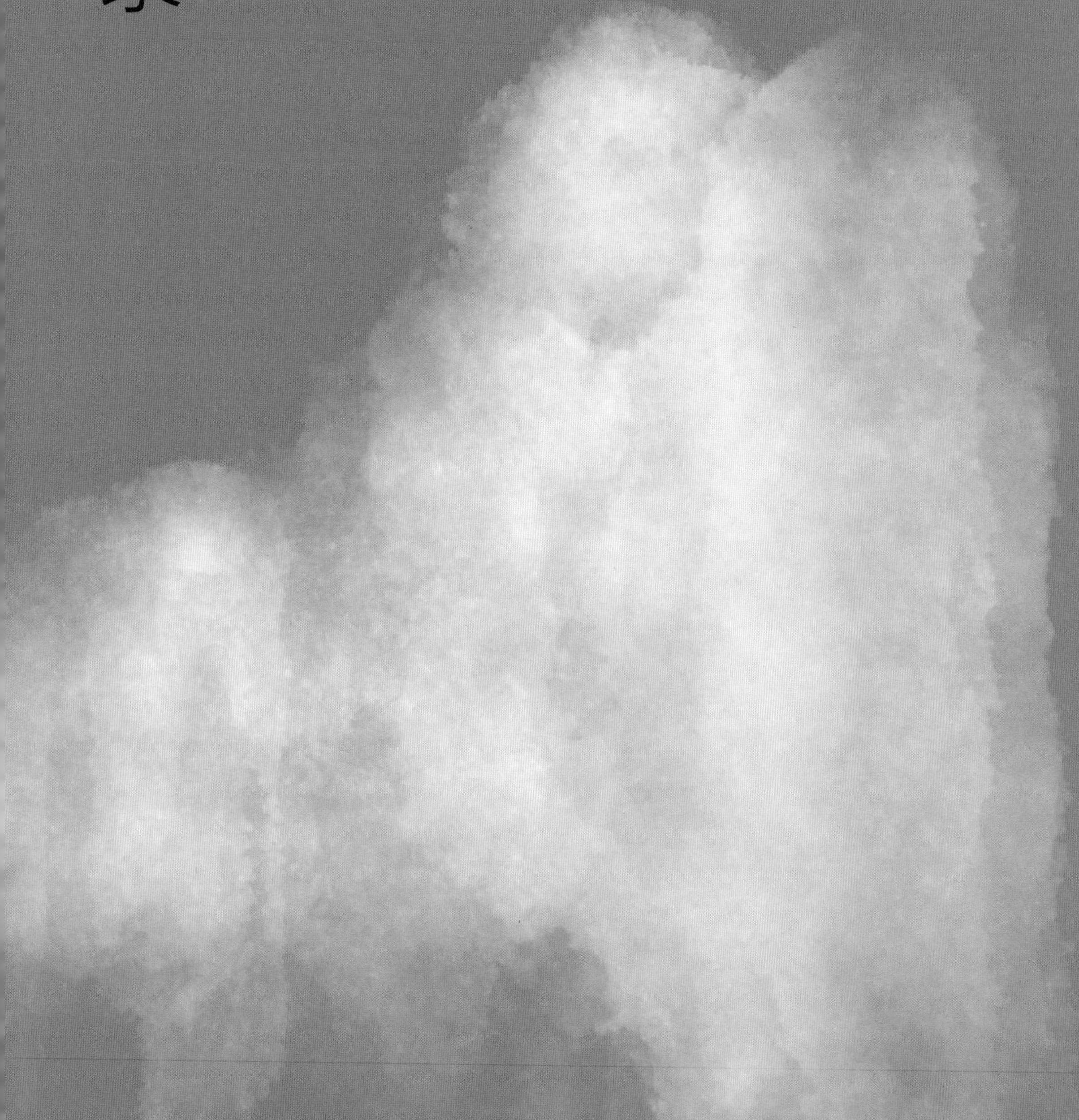

太极养生杖

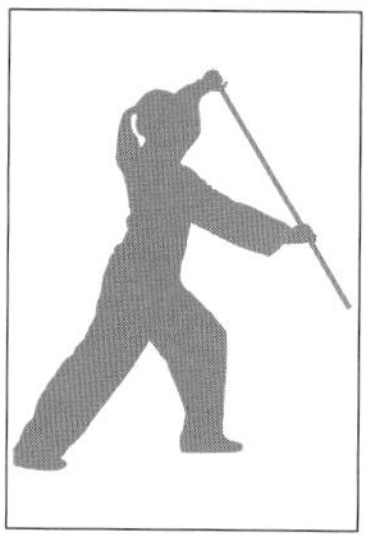
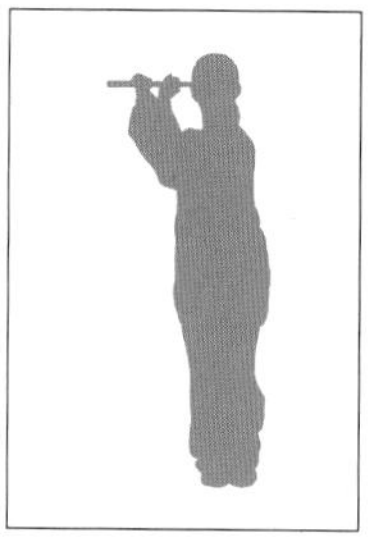
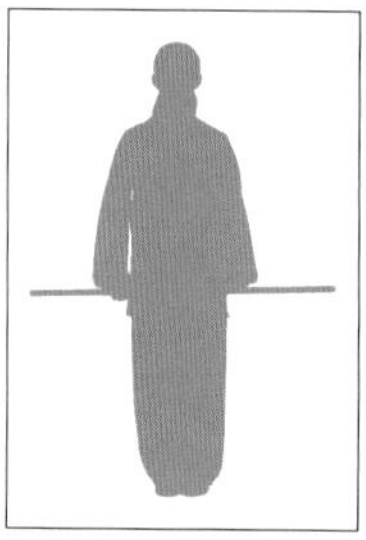
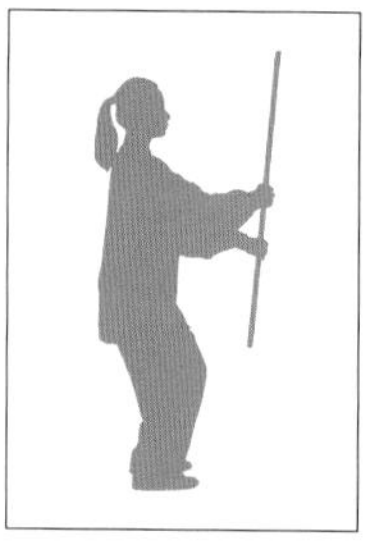
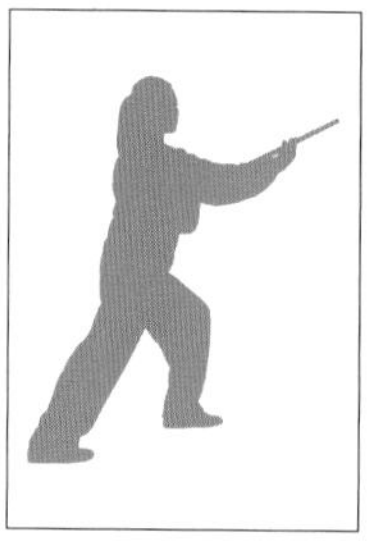
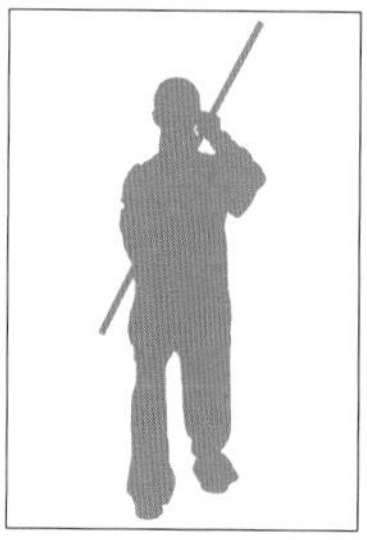

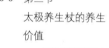

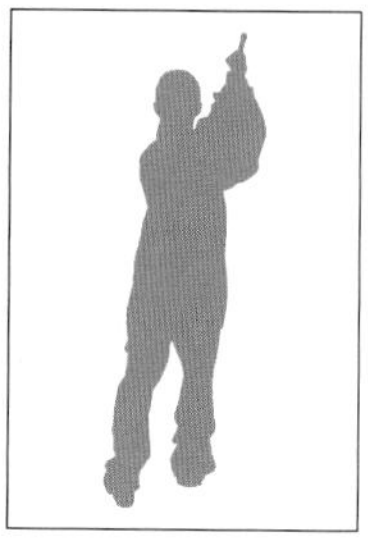
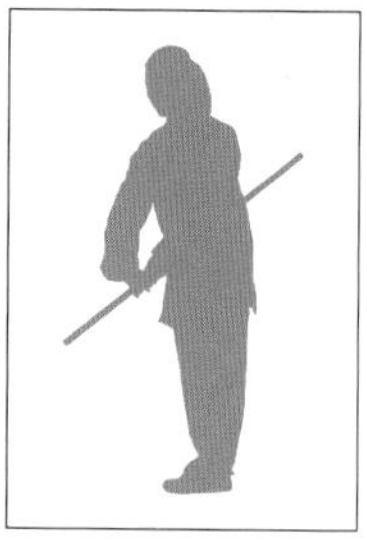
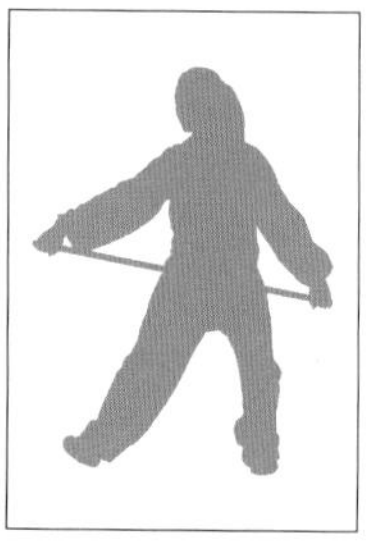
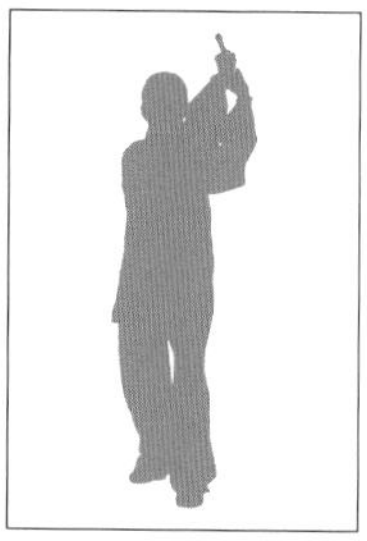
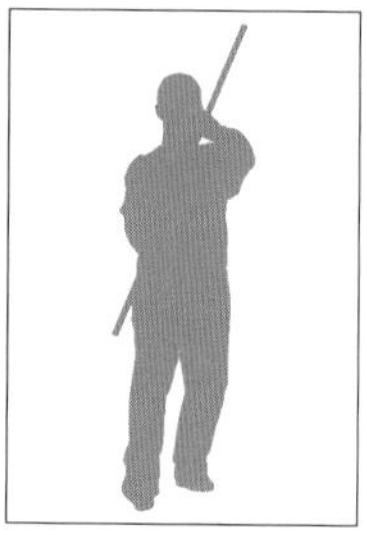
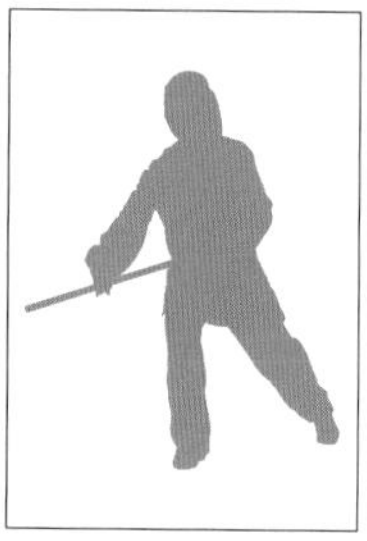

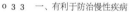

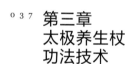

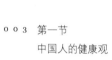

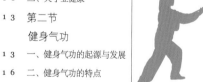

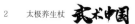

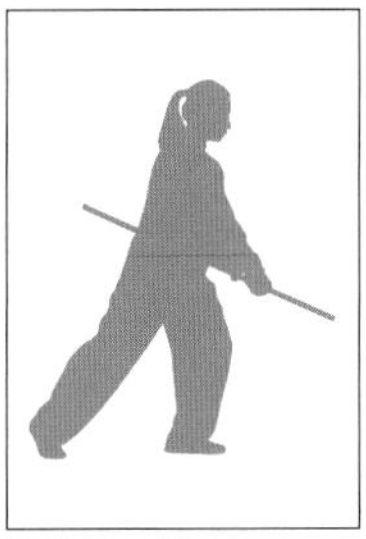
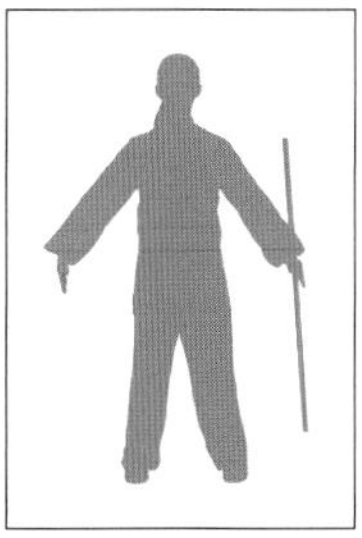
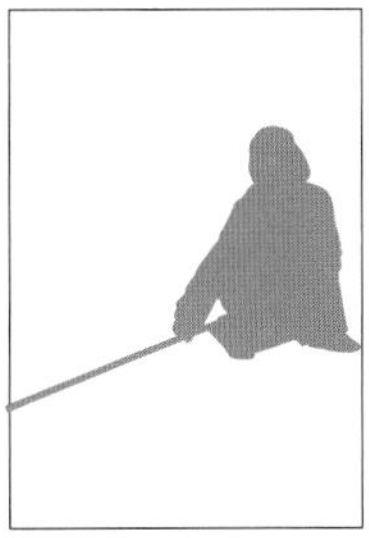
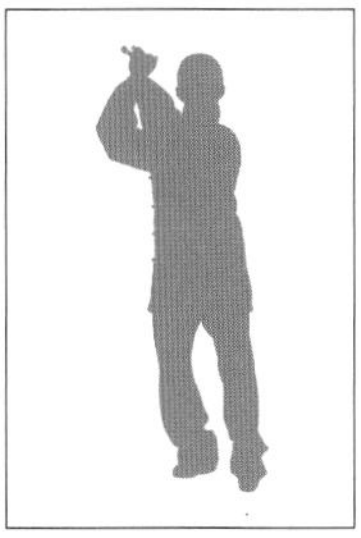
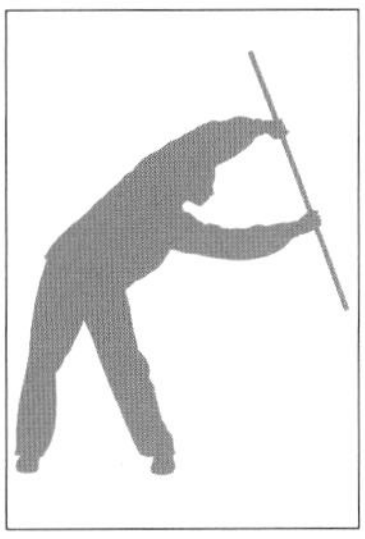
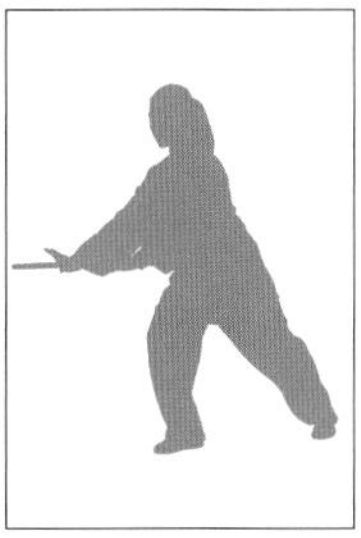
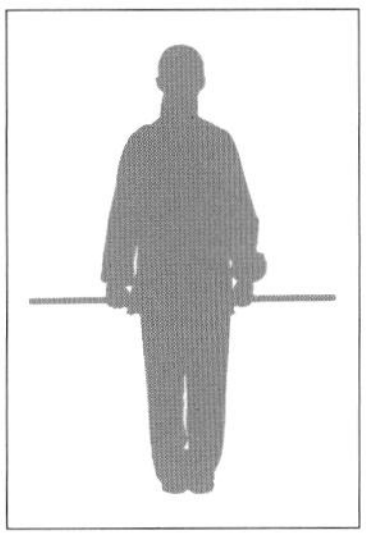
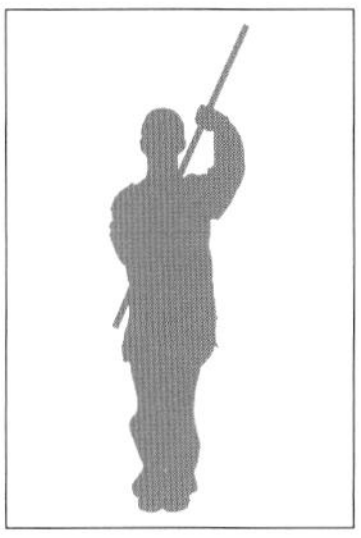
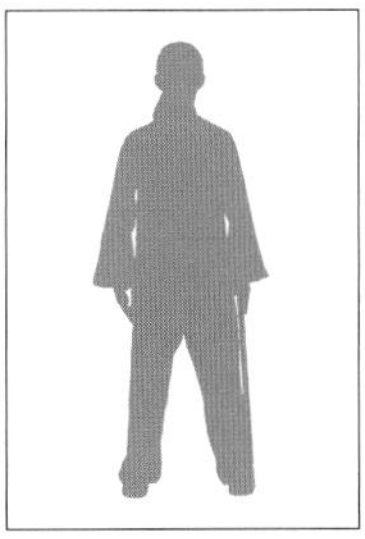
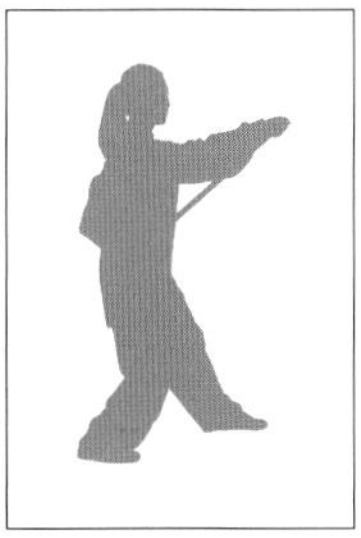
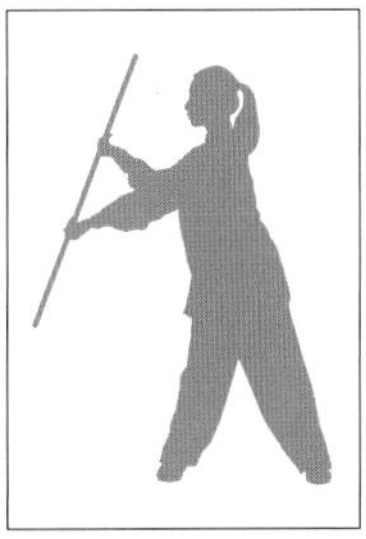
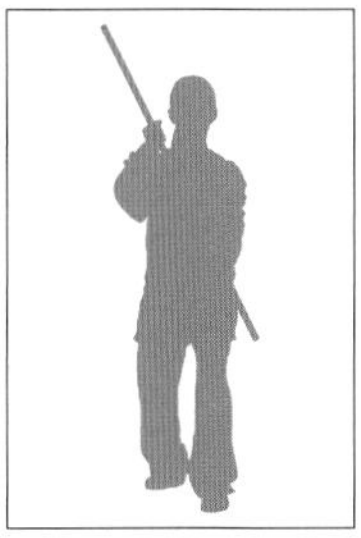

健身气功的起源与发展　　健身气功的特点　　推广健身气功的意义

健身气功强调调身、调息、调心合一。

第一章 健身气功概述

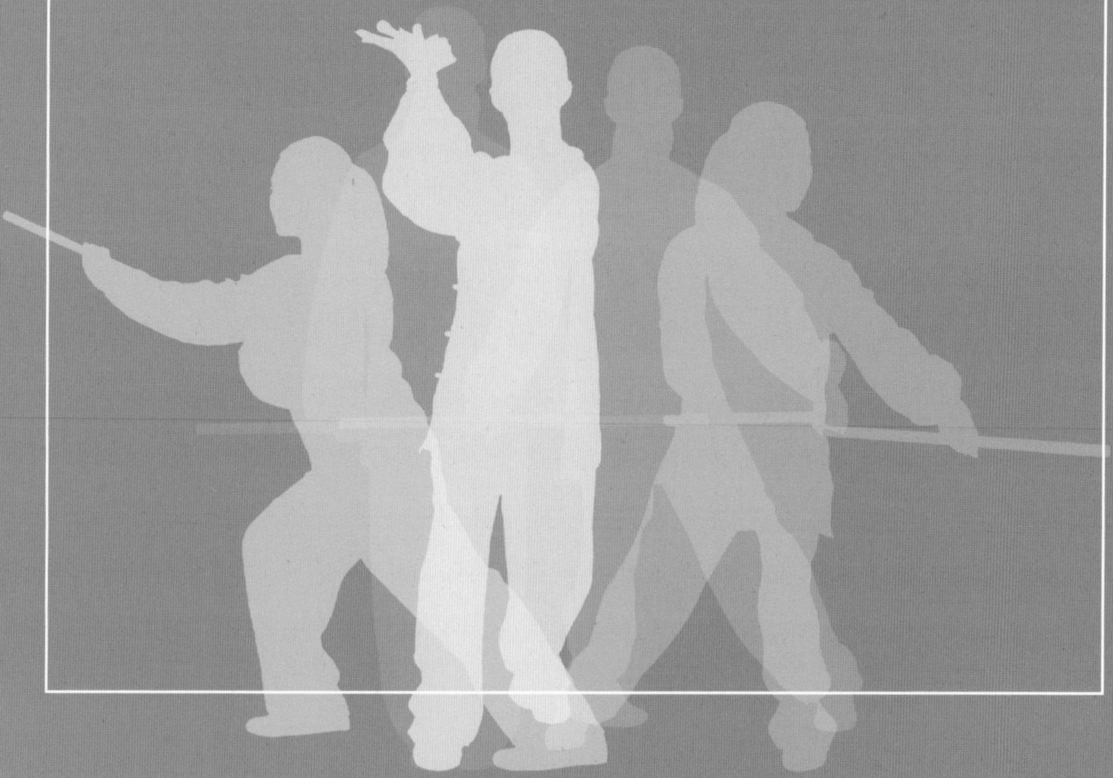

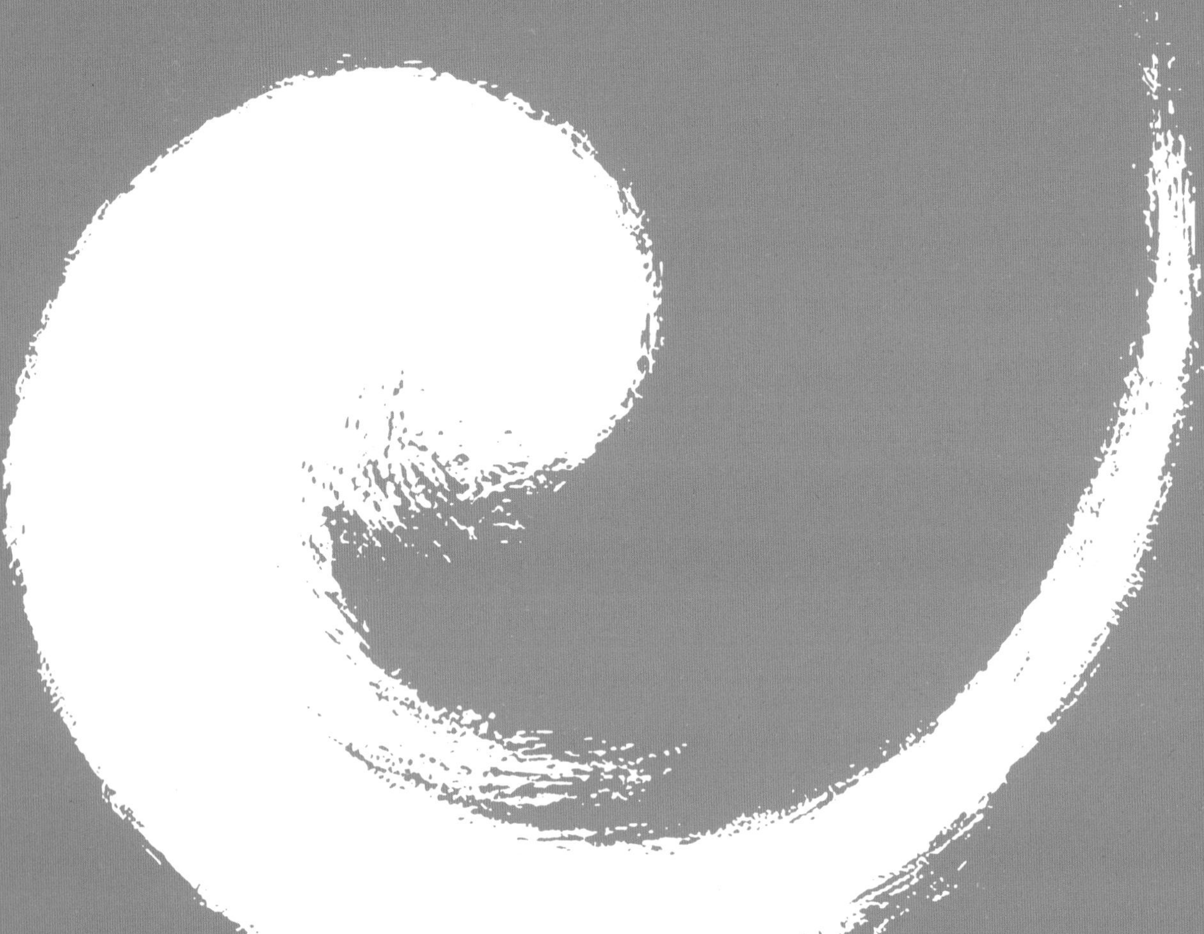

第一节 中国人的健康观

健康从古至今都是备受人们关注的话题，随着科学的发展、社会的进步，大家对健康内涵的认知也随之得到了极大的提升。

一、关于健康观

1. 原始健康观

原始社会，刀耕火种，囿于认知局限，古人没有厘清健康与生命的区别，认为健康就是生命，活着就是健康，健康就是活着，“长寿”和“无疾”就是当时人们的健康观。为了追求长寿和无疾，且出于对自然灾难的恐惧，一方面先人们求仙访道，企图通过神灵膜拜和祈福祝祷实现消灾祛病的愿望；另一方面在自我康复经验的基础上积极探索，基于饮食、情志、房劳、避病、运动等方面提炼出养生方法，诸如“食饮有节，起居有常，不妄作劳，适时进补，虚邪贼风，避之有时……精神内守，病安从来”“春三月，此谓发陈，天地俱生，万物以荣，夜卧早起，广步于庭，被发缓形”等，形成了传统中医的雏形，为中华传统中医药文化和养生学说奠定了基础。

2. 传统健康观

中国传统的健康观念根植于中华民族文化，呈现出多元化的特点。各家养生理论与养生实践或兴起，或继承，或延续，皆与其养生文化或其哲学思想一脉相承。中国传统的健康观念、养生理念汲取了儒、道、释等众家学说的文化精粹，在兼蓄三家、彼此独立又极具内涵特色的健康观的基础上，与人体机能进行有机联系，将疾病的产生、发展与养生、防病紧密地结合在一起。

（1）儒家健康观。

以孔子、孟子两位先贤为代表人物的儒家学派，主张饮食健康、心性修养、道德修身三者相统一的健康观，希冀通过合理的生活方式和精神修为来实现延年益寿。

在饮食方面，儒家认为饮食有节、餐时神注、长幼异食、食饮精良是减少疾病发生、增进健康的重要措施。在《论语·乡党》中有“食不厌精，脍不厌细”的论述，并提及关于食物的形、色、味、时、料等各种不食禁忌。

在心性修为方面，儒家奉行中庸、和谐、仁爱的思想，主张世人心性要不断完善，品行要持续修为。“中庸”讲究不偏不倚、平常适度。“天人合一”指人与自然、与社会、与他人要和谐相处，在各种交互关系中寻求“中和之美”，是一种高境界的和谐观。《孟子·尽心上》中提到“尽其心者，知其性也。知其性，则知天矣”，主张把人类精神世界放于天地、万物乃至宇宙中去体悟、扩充、锻铸，使人类心灵在更宏大的背景中得以开放和旷达。这正是儒家精神追求的气魄和格局。

在道德修身方面，孔子有“大德必寿”“仁者无忧”“仁者寿”的观点，意指凡注重自我人格的完善，加强德行修养，胸怀坦荡、仁慈谦让、精神爽朗、光明磊落的人，都能健康长寿。孔子言论中也有与上述正面要义相反的阐述，如“小人长戚戚”，指道德修养不高，易斤斤计较、患得患失的人，若长期处于这种焦虑、紧张、不安的状态中，内心的平衡易被打破，容易导致神经系统和内分泌系统失调，使自身免疫力下降。孟子主张“得志，泽加于民；不得志，修身见于世。穷则独善其身，达则兼善天下”，以此劝慰人们既要积极进取，有所作为，又要洁身自好，尽力保持人格独立和心理平衡，以达到健康状态。儒家养生强调道德伦理的规范，推崇以德养生，这与现代健康观强调的道德健康有着异曲同工之妙。

（2）道家健康观。

以老子、庄子为代表人物的道家，主张天地万物应顺应自然发展的规律，维系人体体内、体外的阴阳平衡，清静无为、形神兼养的自然养生健康观。

阴阳平衡是生命活力的根本。阴阳平衡，则人健康，有精气神；阴阳失衡，则人就会患病、早衰，甚至死亡。所以道家养生的宗旨是维系生命的阴阳平衡。中国古代哲学经典巨著《易经》告诉我们，阴阳运动是万事万物的运动规律。生命阴阳平衡的含义是脏腑平衡、寒热平衡及气血平衡，其总则是阴阳协调，实质是阳气（功能）与阴精（血、津液等）的平衡，也就是人体各种功能与外在环境的协调。《黄帝内经·素问·生气通天论》中记载：“阴平阳秘，精神乃治；阴阳离决，精气乃绝。”“阴平阳秘”即指阴阳平衡，强调机体及其内外环境的相互平衡与协调，方能保持身体的整体健康。

道家对个体心性的修养也极为重视。《庄子·内篇·养生主》讲“安时而处顺，哀乐不能入也，古者谓是帝之县解”，明确提出人体健康要顺应自然，保持良好情绪，切忌过分激动、大悲大喜等激烈的情绪波动。

在个体与社会的关系方面，道家主张“生道合一”，即凡热爱自己生命，并泛爱万物生命的人，可与大“道”相通，能“死而不亡”，使生命具有不朽的价值。道家的养生理论是：人不是独立的个体存在，而是存在于相互依存、相互制约的宇宙大系统中；个体生命的健康与周围的环境，包括自然环境和社会环境，是息息相关的，且注重整体的协调性。这些论述与现代健康观所要求的良好社会适应性内涵相似度颇高。

在个体道德修养方面，道家注重“性命双修”，即修性、修命同等重要，“性功”贯穿“命功”，所谓“修得一分性，保得一分命”，因此，修炼离不开内在的心性和道德的修养。《抱朴子·内篇·对俗》中有“欲求仙者，要当以忠孝、和顺、仁信为本。若德行不修，而但务求玄道，无益也”。道家认为，要想“与道合真”，必须修德，多做合乎道德之事，不让世俗的喜怒哀乐扰乱自己的恬淡心境，从而保持自己的自然天性。通过这种精神状态的修炼，不求于“道”，而“道”自归之，无为而自得。“药王”孙思邈在《千金要方·养性》（《千金要方》原名（《备急千金要方》）中也说：“夫养性者，欲所习以成性，性自为善，不习无不利也。性既自善，内外百病自然不生，祸乱灾害亦无由作，此养性之大经也。”同时还指出：“德行不充，纵服玉液金丹未能延寿。”这些都是强调道德修养对人体健康的重要影响。

（3）释家健康观。

以释迦牟尼为宗的释家学派奉行的健康观，主张遵循佛教的行为规范，约束修行者的所做、所言、所想。通过释家特有的修行方式“禅定”或“禅修”，修身养性，克服外界六尘（色、声、香、味、触、法）的诱惑和内心七情六欲的困扰，精神得以专注、安详，并因“禅定”使人产生智慧，排除人内心产生的种种烦恼和颠倒妄想，解除人的“心病”，从而达成释家所认为的修行健康。

佛教认为，人的身体由地、水、火、风四大要素构成，如若“四大”不调，便会产生种种疾病，加上生命无常，必然带来生老病死的痛苦。因此，佛教反对对身体过分的照顾，认为应将更多的时间和精力用于学佛悟道，以自利利他，广度众生。另外，佛教认为“人身难得”，应倍加珍惜。若病痛缠身，则无法安心修悟，所以学佛之人应“借假修真”，应具有健康的体魄。

佛教不仅重视自我保健，还鼓励主动关心他人疾苦。大乘佛教秉持“慈悲济世”的思想，有专究医药的医方明。在藏传寺院中还设有专门的藏医学院，探究藏医学的发展。在汉传佛教历史中，僧人长寿者甚多，不少高僧熟谙医术，悬壶济世，为世人所称道。

在个体与社会的关系方面，释家学派教导人们通过对心灵的净化，达到人与天地万物的和谐，即人与人、人与自然、人与社会的和谐依存。

在个人道德修养方面，释家主张为善去恶，以慈悲立心，通过抑制内心的恶，扩充内心的善，以期形成良好的善心状态，从而达到心灵的宁静与和谐。“五戒”是佛教徒必须遵守的基本戒律，即“不杀生，不偷盗，不邪淫，不妄语，不饮酒”，是释家“因戒生定，因定发慧”“断诸恶法，修诸善法”的基本持守，强调了品行修养对个体生命的精神意义。

除上述三家健康观外，对于人类健康的研究，我们不能不提及中医家健康观。

（4）中医家健康观。

中医家健康观注重人体健康的整体性和系统性，主要有预防观、整体观、平衡及辩证观，目的在于未病先防，未老先养，天人相应，形神兼备，调整阴阳，补偏救弊，动静有常，和谐适度。

中医家健康观讲究动态平衡、阴阳平衡，认为阴阳者，天地之道也，万物之纲纪，变化之父母，故“夫四时阴阳者，万物之根本也”。哲学上的阴阳学说用来解释世界，养生学上的阴阳学说用来解释人体，认为人体“内有阴阳，外亦有阴阳。在内者，五藏为阴，府为阳；在外者，筋骨为阴，皮肤为阳”。对于养生，《黄帝内经》认为，必须“审其阴阳，以别柔刚；阳病阴治，阴病阳治”。人体是一个处于动态平衡的有机整体，在阴阳方面表现为互根互化、消长平衡，在脏腑之间表现为相生相克、相互制约，在人与外界的关系方面表现为天人相应，等等。中医家深受中国传统文化中“天人相应”整体观的影响，认为人体顺应自然界的变化，尤其是顺应四季气候的变化，也是健康的关键所在，由此则发展出“四时五藏阴阳”等脏象理论。

中医家认为人体是形神相依、心身相关的统一体，形与神相互依附，不可分割。形为神之宅，神为形之主，无形则神无以生，无神则形无以活。由此，中医家认为健康建立在形神二者和谐统一的基础上，正如《黄帝内经·素问》所言：“故能形与神俱，而尽终其天年，度百岁乃去。”

中医家还讲究“正气”，正气又称为“元气”“真气”等。中医家认为：正气是人体生命活动的动力和源泉，是维持和体现人类生命健康的基础所在；正气与病邪相对而立，对人体生命活动有推动、温煦、防御、固摄作用。

以实用、实效为目标的中医家强调动静结合的健康观。孙思邈认为生命要有动有静，动静结合方为妙。他倡导的“动”意指“流水不腐，户枢不蠹”；他倡导的“静”是在超越佛教“禅定”、道教“坐忘”的行为之上，更追求精神气质的从容安详，静则神藏，静则神养，静则神清志宁。

3. 现代健康观

现代健康的含义已远远超越了原始健康观所推崇的身体无疾这

样的单一含义。根据世界卫生组织（WHO）的解释，健康不仅是指一个人的身体没有出现疾病或虚弱现象，而且还指生理上、心理上和社会适应性上的完好状态，这就是现代关于健康认知的较为完整的科学概念。相关专家经过研究后得出如下健康公式：

健康 = 情绪稳定 + 运动适量 + 饮食合理 + 科学的休息

现代健康观推崇的是整体健康，是多元的、全面的健康，可以归纳为生理、心理和社会适应性三个方面，同时这三个方面又通过相互作用而建立联系，使得人们以全面健康的面貌参与到广泛的社会生产和生活中。现代健康观包括以下几点。首先，身体健康是全面健康的物质基础。身体指人体的生理结构，包括体重、视力、力量、肢体协调性、忍耐力、对疾病的易感水平和恢复力等具体方面。其次，心理健康是全面健康在精神层面的要求，包括智力、情绪、意识等精神方面。智力是指人们接收和处理信息的能力，在很大程度上决定了我们的生活质量。需要特别提及的是情绪对健康的影响。情绪往往表现为生气、快乐、害怕、同情、罪恶、爱和恨等感情性表达，也包括人们看待现实社会、处理压力，以及灵活处理冲突的能力。尤其在日常生活中，主动的情绪管理会影响到生活的各个方面，一个积极向上、有情绪管理意识的人不会放任情绪的奔流，不会容忍生活的无趣，而是积极营造生活，让自己的人生充满光亮，从而达到现代健康观所倡导的全面健康。再次，社会适应、社交能力是全面健康的社会性要求。每个人自出生开始，就与父母及其他家庭成员生活相处；既长，迈入校园，开始与同伴、老师交往；工作后，与更大范围的社会各界人士交往。良好的社会适应性是指能否融洽地与社会相处，能否善意地欣赏他人、快乐地接纳他人，能否恰当地化解人际冲突，能否在社会交往中获得积极向上的生活乐趣，这都是个体社会适应能力的体现。

良好的社会适应性是以身体健康和心理健康为基础条件的，心理健康是身体健康的精神支柱，身体健康又是心理健康的物质基础。良好的情绪状态可以促使人体生理功能处于最佳的机能状态，反之，则会降低或破坏某些生理功能，最终诱发疾病。身体状况的改变可能带来多种心理问题，如身体疾病、生理缺陷，特别是沉疴痼疾，往往使人产生诸多不良情绪（烦恼、焦躁、忧虑、抑郁等），从而产生心理障碍。

全世界公认的关于健康的13个标志：

（1）生气勃勃，富有进取心；

（2）性格开朗，充满活力；

（3）正常身高与体重；

（4）保持正常的体温、脉搏和呼吸；

（5）食欲旺盛；

（6）明亮的眼睛；

（7）不易得病，对流行病有足够的耐受力；

（8）正常的大小便；

（9）淡红色舌头，无厚厚的舌苔；

（10）健康的牙龈和口腔黏膜；

（11）健康的肤色，光滑而富有弹性的皮肤；

（12）顺滑、带有光泽的头发；

（13）坚固且带微红色的指甲。

二、关于亚健康

世界卫生组织认为，亚健康是介乎健康与疾病之间的中间状态，即身体还未达到明显的疾病程度，又不符合完全的健康标准，两者间的一种中间态。通俗来讲，就是生理生化指标显示正常且器质检验结果指示为阴性，人体却有多样不适感觉。这是在社会进化、科学发展、人们生活水平提高后，现代医学提出的一个全新的医学概念。它与现代社会中人们的不健康生活方式，与所承受的不断增大的社会压力，与日益严重的环境污染等都有直接的因果关系。

亚健康主要有以下三大类临床表现：躯体性亚健康状态、心理性亚健康状态、社会性亚健康状态。躯体性亚健康状态主要表现为疲乏无力、精神萎靡不振，适应能力和工作能力、工作效率显著降低，免疫力低下等。心理性亚健康状态主要表现为容易产生焦虑、烦躁情绪，易怒，注意力无法集中，失眠多梦等，情况比较严重的时候，还会伴有胃痛、心悸等症状。如果这些问题持续发展，甚至会导致机体内部平衡的紊乱，从而诱发一系列疾病，比如心血管疾病和肿瘤等。社会性亚健康状态主要表现为与周围人群及社会成员的关系不和谐，产生一种被社会抛弃或者遗忘的孤独感。研究发现：亚健康状态会在无干预的情况下不断发展，如果长期对亚健康状态听之任之，不给予积极必要的应对和调整，亚健康状态就会向更深远的方向持续发展，导致更严重的后果；一旦发现并及时采取适度干预措施，亚健康状态就很可能向着健康方向转化。

相关研究罗列出了亚健康的30种常见症状，提供给人们作自我对照检测。在以下30种症状中，如果自查结果有6项或6项以上者，则可视为进入亚健康状态。

（1）精神紧张，焦虑不安；（2）孤独自卑，忧郁苦闷；
（3）注意力分散，思维肤浅；（4）遇事激动，无事自烦；
（5）健忘多疑，熟人忘名；（6）兴趣变淡，欲望骤减；
（7）懒于交际，情绪低落；（8）常感疲劳，眼胀头昏；
（9）精力下降，动作迟缓；（10）头晕脑涨，不易复原；
（11）久站头晕，眼花目眩；（12）肢体酥软，力不从心；
（13）体重减轻，体虚力弱；（14）不易入眠，多梦易醒；
（15）晨不愿起，昼常打盹；（16）局部麻木，手脚易冷；
（17）掌腋多汗，舌燥口干；（18）目干低烧，夜常盗汗；

（19）腰酸背痛，此起彼伏；（20）舌生白苔，口臭自生；

（21）口舌溃疡，反复发生；（22）味觉不灵，食欲不振；

（23）反酸嗳气，消化不良；（24）便稀便秘，腹部饱胀；

（25）易患感冒，唇起疱疹；（26）鼻塞流涕，咽喉肿痛；

（27）憋气气急，呼吸紧迫；（28）胸痛胸闷，心区压感；

（29）心悸心慌，心律不齐；（30）耳鸣耳背，晕车晕船。

第二节 健身气功

健身气功是以健身为目的，将形体活动、呼吸吐纳、心理调节相结合，使身心状态趋向于“三调”（调身、调息、调心）合一的全身性养生运动项目。其由健身、气功两部分组成，“健身”意指使身体健康，“气功”是我国传统养生文化中独有的一种健身术。

一、健身气功的起源与发展

在中华民族发展的早期，人们在日常生产、生活中发现，辛苦劳作之后，通过抻腰、拍打及打哈欠等一些简单的肢体动作，能有效地缓解劳动所带来的躯体疲惫和肢体酸痛。随着科学的发展和生产力的进步，人们的生活水平和认知水平得到较大的提升，开始在自我生存的基础上，对保养、维护、改善和发展自我生命体质提出了较高层次的要求。

春秋战国时期，随着经验医学人士的开蒙，中华传统“养生”思想渐渐产生。《吕氏春秋》对此内容的记载较为丰富，养生理论也更为专题化。其主张趋利避害、顺应自然，首次提出了“节欲”的概念，认为感官欲求乃人之自然天性，绝不可听任欲望无限膨胀，必须有所节制；同时还主张在精神、饮食和居住环境等方面均应调节得当，并且创造性地提出了“流水不腐，户枢不蠹”的运动养生观。道家代表人物老子所著的《道德经》中关于养生的阐述，不仅成为中医理论中“天人相应”整体观的理论源泉，也提出了诸多气功修身养生的思想和方法。同时期的儒家，关于气功学说的观点，一方面重视个体精神和道德品行方面的“修身”，另一方面重视对身体的保养。《孟子》中的修身之道阐述得更加明晰，认为“一曰养心，二曰养气”。诸子百家在养生领域所做的各种大胆探索，为中华传统养生文化奠定了理论基础。

秦汉时期，中华“导引行气术”逐步形成。阴阳、五行、经络、脏腑学说在医学上的应用，使得养生理论日趋完善和系统化。被誉为中医学元典的《黄帝内经》不仅概括了人体生长发育的过程，探索了人体衰老的机理，还明确提出了后人极为推崇的“治未病”的思想，对预防病变、保健延年有极其重要的意义。华佗通过模仿虎、鹿、熊、猿、鸟的行为体态，创编了供大众健体养生所用的五禽戏，奠定了健身气功的基本形态。1973 年，考古学家在长沙马王堆三号汉墓中发现了一幅珍贵的帛画《导引图》，图中绘有 44 个不同的人体运动姿态，有诸如屈体、伸肢、跳跃、回旋等动作，既有立势、坐势之分，又有徒手动作、持用器械之别，多数动作是模仿动物形态而来，也标有配合动作的呼吸吐纳方法，部分导引术图旁还标有对应的适应病症。《导引图》帛画充分反映了当时健身气功发展的水平。

东汉时期，中国道教逐渐发展成为一个有组织的独立宗教，此时期也是印度佛教东渐初期。道教最重要的典籍《太平经》记载了不少关于气功的内容，其中的医世思想，把天下能够安平无病、阴阳相得、天地人和谐交互的中和“无病”称为“天地中和人心”。再加上这一时期佛教传入，佛家的一些修持方法和我国古代气功的修身养性相结合，从而丰富了我国古代文化中的生命之学，并从理论与实践两方面推动了中国养生学的发展。

魏晋南北朝时期，是中国传统养生文化发展成熟时期，其中以“内丹术”为特色的道教养生术得到了较大的发展。“内丹术”功法继承道家传统的行气、导引、服食、吐纳等修炼方法，以人的精、气、神作为练养对象，锻炼先天、后天之气，使三者在体内凝聚成

“丹”。这一时期，养生理论与中医学紧密结合，成长迅速，对中国传统养生学的发展产生了深刻的影响。

隋唐时期，包括导引在内的按摩疗法颇受重视。在太医署内设有按摩专科，它是我国气功史上最早的临床、教学机构。由于导引一科在隋唐官方医学中占有突出地位，所以它不仅对当时气功医学的发展起到了巨大的推动作用，而且使社会上涌现了一大批气功人才和气功专著。

两宋时期是导引养生术发展的重要时期，陈抟创编的“二十四节气导引坐功法”，以及“八段锦”（文、武八段）、“小老术”等养生功法的出现，使养生生活逐渐趋于时效化和理性化。此时儒、道、释、中医各种养生理论彼此影响、相互交融，使中国传统养生学走向了成熟。

明清时期，气功的发展达到了一个新的高度。气功更广泛地被医家掌握并应用，气功养生方法纷纷总结推出，大量养生著作编辑出版。此时，人们的价值观和健康观也随之发生变化，去疾、益寿、延年的养生术成为人们追求的热门和具有宗教意义的活动。此时期所产生的最具代表性的气功功法为易筋经和太极拳，标志着武术技击与内功修炼的结合已进入成熟阶段。此前的气功导引术主要适用于治病保健，并不强调内壮外勇，而易筋经以“气盈力健，骨劲膜坚”为锻炼目的，成为无数习练者的基本功法，使得气功在中华养生学的历史长河中，得到了长足的发展和进步。

中华人民共和国成立后，气功发展进入一个崭新阶段。在丰富多彩的传统功法的基础上，涌现出了许多今人编创的功法，习练气功的人数也在逐渐增多。

现阶段的健身气功与古代气功、导引养生术一脉相承，蕴含着深厚的传统儒、道、释、中医众家的健康理念。我国古代儒家的修身、养气，道家的吐纳、服气、行气、内丹、存思，释家的禅定、打坐、观想，中医家的导引、按跷及食饵、医药、起居等众家养生理论和方法，都属于气功范畴。健身气功利用动作对称、外导内引、“三调”合一等形式来调节人体的阴阳；通过习练特定招式来改善肢体、脏腑功能；依据五行学说的原理（五脏连周身）创编功法，对全身起到较好的锻炼作用。自古代养生思想的萌生到现代的健身气功，无不蕴含着浓厚的中华传统文化底蕴，其健身功效得到了广泛的认可。同时，随着“防未病”养生思想愈加深入人心，中华传统养生学的影响也在不断扩大，作为全民健身重要组成部分的健身气功，必将迎来新的跨越式发展。

为引导健身气功活动的健康发展，促进社会主义精神文明建设，提高全民体质，更好地为人民健康服务，1996 年 8 月，气功被正式纳入政府管理范围，有关部委联合下发文件，第一次提出了“社会气功”“健身气功”的概念。“社会气功”概念更多强调的是社会群体的参与性。“健康气功”概念则强调群众通过参与习练而达到强身健体、养生康复的效果。

如今，国家体育总局已将健身气功确立为第 62 个体育运动项目，并成立了专业的健身气功管理机构和健身气功协会，加强对群众性健身气功活动的管理，推动健身气功的普及。由此，健身气功逐步走上了规范化、法治化的发展轨道。

二、健身气功的特点

1. 全身锻炼

人的生命是精神与身体的统一。《淮南子·原道训》中云：“夫形者，生之舍也；气者，生之充也；神者，生之制也。”如果从形、气、神三者统一的人体生命出发，健身气功特有的“三调”合一的综合锻炼功效，正是区别于其他肢体运动的关键所在。另外，健身气功主动地、内向性地运用意识和呼吸来调动人体内在潜力，从而改善和增强人的整体功能，达到强身健体的目的。

2. 动作绵缓

柔和绵缓是健身气功的一个显著特征。它不仅表现在肢体外形和动作演练上不拘不僵、轻松自如、舒展大方、轻飘徐缓，而且在呼吸调控上要求深、细、匀、长，在意念运用上要求精神放松、意识平静，用意要轻，似有似无。这种动作圆活、心意慢运的行功节奏，体现了低强度、长时间阈值下的运动特点，可避免大强度运动后给人体生理带来的多种负效应，有利于在节省体能的情况下均匀地提高机体的各项生理功能。正如古人所言的“体欲常劳，劳无过极”。

3. 低强度

健身气功较传统太极拳等拳术动作难度低，简单易学，加之健身气功运动量小，单位时间的体能负荷不大，且对场地设施要求不高，室内室外均可进行习练，所以适合于不同基础、不同年龄、不同体质的人群习练，尤其适合中老年人养生及慢性病患者的自我恢复性习练。

4. 注重呼吸

健身气功坚持以形导气、以气运身、外导内引、内外合一的原则。对于呼吸则要求气随形运、顺畅自然、柔和协调、不喘不滞、动息相随、动缓息长、导气令和、息息到脐。其中，动息相随的动作基本规律是起吸落呼、开吸合呼、先吸后呼、蓄吸发呼。这个规律只可与其顺，不可与其逆，更不可强硬呼吸，否则易出现胸闷、气短、憋胀、心慌等不适症状。

三、推广健身气功的意义

1. 社会价值方面

构建社会主义和谐社会是一项系统工程，需要社会方方面面的共同努力。健身气功锻炼追求身心的和谐，注重从人体自身的和谐进入到人与社会的和谐、人与自然的和谐。从某种意义上讲，健身气功是一门关于“和谐”的学问。健身气功“天人合一”的理论基础，以及“三调”合一的锻炼方法，充分体现了和谐的思想内涵。健身气功的锻炼，同时还浸润着道德涵养的修炼与提升。无论是增强人民体质，还是建设社会主义精神文明，构建和谐社会，健身气功都不无裨益。因此，推广普及健身气功是一项功在当代、利在后世的全民事业。

以人民为中心是构建社会主义和谐社会的重要标志。不断满足广大人民群众日益增长的美好生活需要，正确反映和兼顾多方面利益，是以人民为中心的具体体现。健身气功是一项深受人们欢迎和喜爱的体育运动，按照国家体育总局“讲科学、倡主流、抓管理、促和谐”的工作原则，积极稳妥地开展健身气功活动，努力满足人们多元化的健身需求，无疑是以人民为中心的理念在社会工作中的具体表现。

安定有序是构建社会主义和谐社会的必要条件。一个安定有序的社会，必然是一个不同利益群体各尽所能、各得其所而又和谐相处的社会。健身气功在新的时代要求下，既担负着增强人民体质的光荣使命，也担负着正面引导、维护社会稳定的责任。经验表明，健身气功在社会群体中推广得好，对增强人民体质、推动社会进步起着积极的促进作用；推广得不好，则可能危害人民群众的身心健康，影响社会的和谐稳定。

2. 文化价值方面

健身气功根植于中国传统文化，其理论基于中国传统文化的思想基础，其行为方式受传统文化的制约。它犹如一棵枝叶茂盛的大树，其根须伸向四面八方，其文化构成多元，既吸收了中国传统哲学思想和中国传统文化的精华，又涵涉了古典经验医学、古典美学等传统科学的内核。

健身气功是具有中国民族风格的一项健身运动。在中华气功从古至今的发展脉络上，其内部结构和外部形态始终保有“形”“神”“气”的交融，整体风格镌刻着民族习惯、心理、情感等精神印迹。可以说，中国人独特的思维方式、行为规范、审美观念、心理模式、价值取向和人生观等都在健身气功中有不同程度的反映。此外，健身气功功法中交织着阴阳二气相互作用的生命律动，外取神态，内表心灵，着重在姿态展现的意境里显示卓越人格，堪称传统体育文化的代表。

习练健身气功既能强身健体，又能领悟和弘扬传统文化，更能使习练者懂得做人的真谛，进而完善人生的价值。在传承和弘扬中华健身气功文化时，我们要深刻理解健身气功文化的现实价值，深入挖掘健身气功文化中的有用成分，汲取健身气功文化精粹的思想内核，并使之与现代科学相适应，与当今文明相协调，这样才能使中华优秀的健身文化得以持续发展，发扬光大。

3. 体育价值方面

随着物质生活水平的不断提高，人们的体育健身意识不断增强，参与体育活动的人数也逐步增多。体育运动不仅成为身体锻炼的重要方式，而且成为社会时尚的代名词。健身气功不仅健身作用明显，而且内容丰富、形式多样，不同的功法有着不同的动作结构、风格特点和运动量，并且不受年龄、性别、体质、时间、季节、场地、器械等限制，人们可以根据自己的需要和条件，选择合适的功法进行锻炼。因此，作为民族传统体育项目的健身气功，不仅满足了人民群众多元化的健身需求，而且在推动全民健身活动蓬勃发展中发挥着重要作用。

我国是世界上老年人口最多的国家。相对而言，老年人属于社会的弱势群体，多数老年人不仅经济收入比较低，而且健康状况也不容乐观。因此，如何有效地增进老年人的身心健康、减轻他们的生活负担，是一项十分紧迫的社会课题。调查表明，经常习练健身气功的老年人，医疗费用支出明显低于不经常习练的老年人。健身气功具有动作柔缓、运动强度低、易练好学、场地随意、健身作用明显等优势，非常适合老年人的身体条件，迎合老年人心理特征。近年来，健身气功的推广普及实践表明，引导人民群众开展健康文明的健身气功活动，不仅促进了全民健身活动的发展，有效增强了习练者的体质，同时也丰富了群众的业余文化生活。广大习练群众对健身气功的认可，充分证明了健身气功的体育价值。

健身气功是国家体育总局健身气功管理中心组织全国体育养生、运动医学方面的专家学者，在经世传承的传统气功功法基础上，根据现代人们生活节奏和习惯创编的，其文化内涵丰富、文化底蕴深厚、健身养生效果显著。截至目前，由国家体育总局健身气功管理中心推出的四套健身气功普及功法有易筋经、五禽戏、六字诀、八段锦。随后又推出的五套新功法有太极养生杖、十二段锦、导引养生十二法、马王堆导引术、大舞。另外，在习练群众对新功法多元化的要求下，明目功于2019年加入健身气功功法大家庭，二十四节气导引养生功及站桩功也将逐步加入进来。为了使健身气功更好地服务于习练的朋友，并助力于“一带一路”建设，“武术中国”系列出版项目将会陆续推出以上各种功法的单行本读物。

太极养生杖的源流　太极养生杖的特点　太极养生杖的养生价值

有无相生，意领杖随；圆道法理，
身械合一；杖通阴阳，外导内引。

第二章
太极养生杖概述

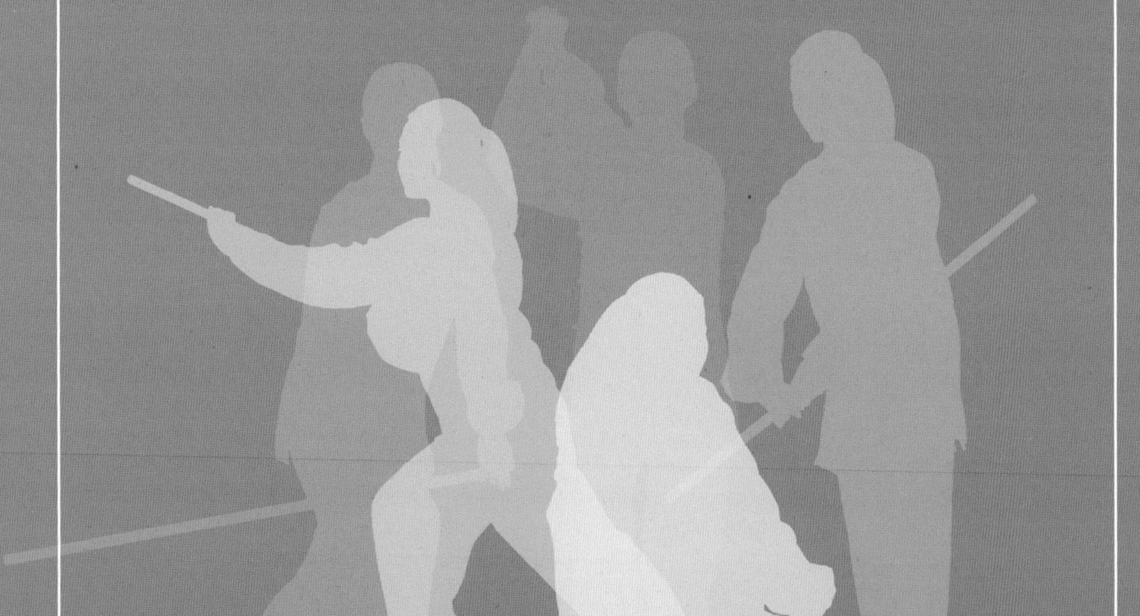

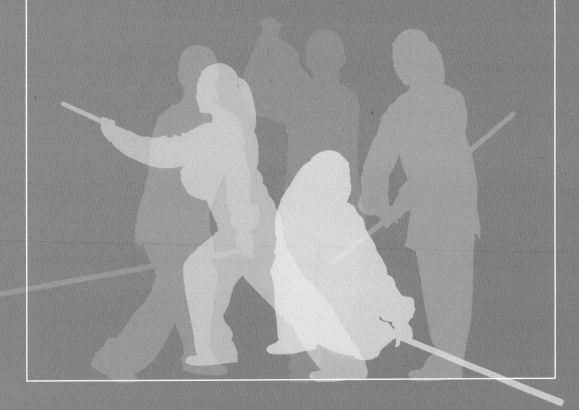

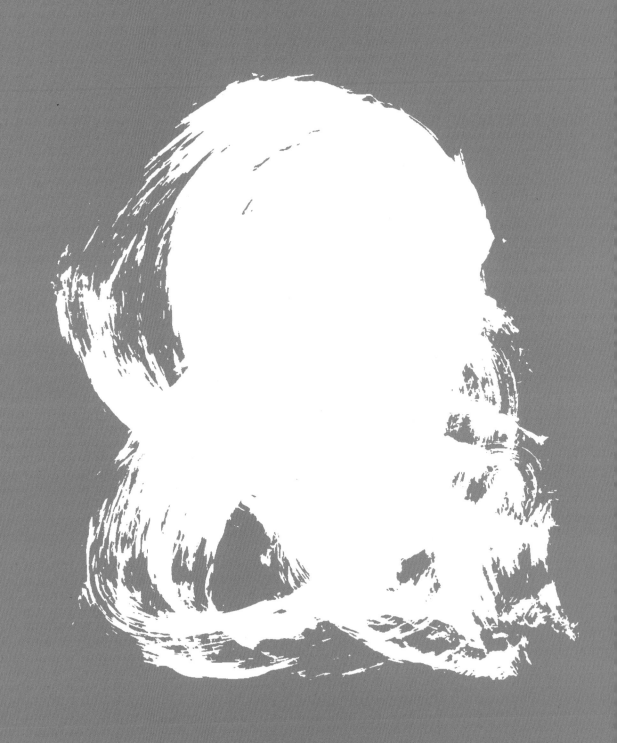

第一节 太极养生杖的源流

一、人类早期生产工具的启发

人类借助工具进行劳动，在改变世界的同时，也在潜移默化中改造了人体的机能。从这个意义上讲，工具既是人类改造自然物质的手段，也是促进人体适应生存需要和环境改变的重要辅助手段。可以说，人类从有意识地利用工具进行劳动开始，借助工具和器械进行体育运动的萌芽就已经产生了。

原始时代，人们使用磨制石器来刮削木棒、砍砸树木、切割兽皮等。这些活动是人类运用工具并努力使工具和自身运动相协作的发端，它极大地刺激了人体的运动机能。

后来，人们磨制出直径为 10 厘米左右的石球，其远达 50 米的射程，使得石球在狩猎攻战活动中备受青睐。接着，人们在石球的基础上，加上绳索来投掷、绑缚猎物，延长了人类手臂的长度，也提高了人工投掷的效率。这些加绳索甚至在绳索末端再加棍棒的构思，体现了古人关于自身运动与工具之间协调关系的探索。特别值得注意的是，在考古中，人们发现了许多同时期的更小的石球（小至直径为 1 厘米左右），很像我们现在所熟知的弹珠，这可能是用于手上把玩的，也可能是最古老的弹弓的子弹。

大约两万年以前，人们开始利用简单的弓箭，探索制作出木棒上绑着尖锐石片的长矛，这种矛多用于中远距离投掷，并不像现在的长枪多用于近身的劈、砍、挑、刺等。后来，在木棒的基础上衍生出的兵器或其他运动器械有很多种类，本书介绍的“杖”就是其中的一种运动器械。

随着生产力的发展，这种与木棒相组合的石器，从狩猎转移应用到了部落战争中，于是用来砍劈的石斧、石钺等短木柄的兵器逐渐产生并普及。这些短兵器不仅近身护卫的效果较好，也进一步提高了人们使用工具的灵活性和身体运动的协调性。此后，器械功法套路开始萌芽并渐渐得到发展。

伴随着水上交通工具的出现，木板与木棒组合的船桨应运而生，当然也有直接用一根木头削制的桨及南方就地取材的竹竿制作的长篙。太极养生杖中的“轻舟缓行”就是模仿使用木桨和竹篙划船的动作。

从以上对生产工具的产生、使用和发展状况的简单介绍中我们可以看出，后世很多为人所青睐的体育器械在人类早期的生产工具中就能找到它们的原形。也正是在生产劳动中，生产工具的不断发展和用途的不断变化，让今天的我们在进行体育锻炼时有了更多器械方面的选择。

二、棍、杖的历史用途及其对导引养生术的影响

有文字记载以来，人们在生产生活中对棍、杖的使用方法，对我们利用棍、杖开展导引养生运动有很大启发。

古时，在军队和王室中，士兵们持戟、杖等护卫时，杖等同武器；古人持以木质的长杖，来扶持身体的行走、站立，同时也用来肩挑一些物品，这里的杖是一种辅助工具；有身份、有地位的人持以权杖，以示尊崇；使臣出入关门皆有象征意义的凭证或信物，即符节，

它们多用竹或木制成，象征着和平、权力、地位。此外，古人惩罚责打有罪之人，轻者往往是杖责了事，在此，杖就是一种刑具。

唐代画作《捣练图》中，妇女们捣洗熟绢的情景跃然纸上：四人以木杵捣练，将煮熟的绢布变得洁白柔软。这里捣练的动作就符合现代人体运动理论。另外，南方地区一直还在沿用的舂米的办法，即手持木棒在石臼中敲打谷子使其去壳的加工方式，这种舂米的动作对舒展筋骨有一定帮助。无论古人还是现代人，在登山、远足等活动中，也经常就地取材，利用自然界中的树枝或竹子做木杖或竹杖来辅助活动。这些在生产生活中运用杖的实例，与中国古代导引术之间有着千丝万缕的联系。

三、《导引图》对创编太极养生杖的启示

1973 年，考古人员在湖南长沙马王堆 3 号汉墓发掘出土了汉代帛画《导引图》。研究人员发现，其中，有两幅手持长杖器械的动作图。一幅没有题字，画中一男子拄杖而立，身子向前微俯；另一幅题字“以丈（杖）通阴阳”，画中一女子手执长棍，弯腰下俯，利用棍棒长度使双臂上下呈直线状极力展开，以促使人体上半身位置下移，下半身位置相对上移。题字中的“通阴阳”说明利用长棍来改变体位的上下可以调和阴阳。从图形和标题来看，这完全是一幅十分有借鉴意义的健身运动的导引图，也是目前所知利用长杖进行运动养生的最早资料。

说到这，必须要补充说明一下传统文化中的太极阴阳养生观念。太极阴阳养生学是讲求动静结合的修养身心理论，在修养身心的过程中，十分注意各种变化和转换的关系，这些变化简而言之就是阴阳变化，最后得以统一到“太极”这一概念中。

太极养生有着十分悠久的历史背景，深受中华传统文化中道家

和儒家思想影响。“太极”在道家的哲学体系中，是一种圆的运动，是一种世间万物阴阳的动态平衡，例如，天为阳、地为阴。“依乎天道，顺乎自然”是道家哲学的核心思想之一，这是道家对人与自然关系的总体认知。他们认为，人的生存发展要顺应自然规律的要求，而这种自然规律，简单来说，就是世间万物周而复始、生生不息的阴阳变化。所以，在养生过程中，古人要求的打通阴阳，不仅是达到自身内部的阴阳协调，还要在季节上、时间上把握好自身与周围环境的关系。在道家经典《道德经》中“有无相生，难易相成，长短相形，高下相倾，音声相和，前后相随”的指导思想，可以形象地解释传统养生运动中刚柔、内外、动静、虚实等一系列范畴，也从根本上点出了阴阳相济在传统太极养生观念中的重要性。至于古代儒家的太极阴阳观念，则与天人合一观念密不可分。儒家文化力主“和”的观念，讲求“致中和”，认为只有达到天人合一的中和地步，才是到了最高境界。天、地、人是和谐统一的整体，人首先要达到身心内部的和谐，也就是中医上讲的“血和”、“寒温和”和“卫气和”，然后才能追求人与自然、社会的和谐。汉代的董仲舒曾在《春秋繁露》中说：“和者，天之正也，阴阳之平也，其气最良，物之所生也。”这强调了阴阳合一的重要性。马王堆帛画《导引图》中“通阴阳”的观念和上面讲述的太极养生理念不谋而合。

马王堆帛画《导引图》中所记载展示的徒手功法，以及持球、杖、圆盘等器械的多种内容、形式的功法，都遵循着古代作舞、导引、仿生、按跷、行气等健身养生术的发展脉络，我们从中也可以清晰地看到中国健身气功与其他养生术交叉、融合的发展轨迹。因此，国家体育总局健身气功管理中心在继承马王堆出土的汉代帛画《导引图》器械杖和一些徒手式子的基础上进行编创，形成本书所讲的“太极养生杖”。

第二节 太极养生杖的特点

一、有无相生，意领杖随

太极养生杖中每两个动作之间的持杖并步站桩，要求保持上虚下实、躯体稳定，以改善紧张状态，安定心意。此时，正是“太极”通过动作生发阴阳、意境之际，为各动作之间的意念转化夯实基础。这里的“太极”是指可以主导气血循行的心意功夫。此动作看似简单，但想要练好仍需多加努力。

“有无相生”出自《道德经》。太极养生杖中的意念转化，其本质就是有无相生的过程。太极养生杖中的动作名称“艄公摇橹”“轻舟缓行”等，运用比喻、借代、象征等表达手法勾画出海上泛舟的生动画卷。通过具体动作的模仿与动作名称的意境相结合，仿佛就在经历登船（预备势）、行船（艄公摇橹）、启航（轻舟缓行）、观景（风摆荷叶）、入海（船夫背纤）、定海（神针定海）、战海（金龙绞尾）、探海（探海寻宝）、收获返航（气归丹田）等一系列过程，由意境之“无”而变为身临其境之“有”，随着反复练习，“有”之情境的过程又逐步变为“无”的“三调”合一，即有无的相互转化。具体而言，在动作开始前，通过调心去除杂念使之“虚静”，即“无”；初始学练阶段，意想每一个动作就是“有”；随着动作的熟练，呼吸的自然，就会达到“调身、调息、调心”的境界。如“轻舟缓行”中，左右撑杖时，以腰为轴生发的劲力，通过杖向下缓缓传递，即身临其境的“有”；而意境之“无”，即想象自身化作一叶轻舟，荡漾在平静的湖泊上，缓慢启航前行。这就是“有”变为了“无”。随着练功的深入，松柔舒缓、刚柔相济的形体运动及和顺稳固的内气运行，皆消融于心静神清的状态中，既体现了意境之“无”，又显露出气势连绵的动态之美，自然流露出超凡脱俗、清雅飘逸的神韵。这种神韵来自心灵深处的喜乐，不经意间浸润于学练者的脸上，散发于身杖和谐为一的运动之“有”中，从而达到这种有无相生、其妙无穷的境界。

太极养生杖要求以“意”引动身械，聚精会神于身械运动之中，做到意动杖随、心息相依，即以意领杖，以杖为导，配合呼吸，外导内引，从而使人体保持阴阳平衡，达到清心养神的目的。如“金龙绞尾”中，意念集中于身械，下肢由高歇步到低歇步，手指由搅杖到下压杖，此时，体内脏腑随动作变化发生挤压按摩，促进脾胃气机升降，肝肺气机调和。这就是意领杖随、外导内引的过程。脾胃为一身气机之枢纽，且为心火肾水相交的必经之处，肝肺气机调和又是心肾相交的必备条件。所以，练习“金龙绞尾”对调和肝肺气机与升降脾胃气机有很好的促进作用。

二、圆道法理，身械合一

“圆道法理”中的“圆道”是指身械动作的弧线与人体脏腑气血的圆运动相互配合，以脾和胃为中心点，脾升胃降，肝胆随之，共同来运行水火、阴阳，达到水火相济、阴阳平衡。太极养生杖的每一个动作都遵循着圆道法理，即通过以杖外导的圆道，与气机内行的法理有机结合，使机体不断维持新陈代谢和能量转换的动态平衡，达到气聚、精盈、神旺，以此达到提高免疫力、增强生命活力的目的。如“风摆荷叶”中，腰的左右平转、侧屈及其升降，带动杖做平圆、立圆、八字圆；腰的升降屈伸活动促使气血的上下循环；两手持杖的开合运动，遵循着“左右开合轴在背，上下开合轴在腰”的原则，促使气血的内、外交流形成一个立体的圆，同时可以有效拉伸胆经、冲脉和任督二脉等，形成一个拉伸中的平圆，从而预防和调理脊柱的不对称、不平衡。简而言之，意念随着杖的圆形运动及一呼一吸的配合，感觉真阳之气注入整个身体，打通了经络。

身械合一就是通过杖械与肢体动作及呼吸的协调配合，使心神安静、阴气平和、阳气固密，形、气、神自然守一，如沐阳光。太极养生杖的手法比较丰富，手和腕的屈伸、旋转运动非常细腻与到位，可以很好地刺激手指指端的手三阴经、手三阳经及手腕处的原穴。太极养生杖的具体手法有卷、旋、绞、滑、握、压等，它们各有自己的技术要领。手法与肢体的俯、仰、拧、转、屈、伸、起、落等有效配合，才可做到意先气随、意气形合、身械合一。如“轻舟缓行”中，腰的转动与手腕的旋转、踝关节的屈伸，杖的上下弧线运动与重心的移动、升降，配合意念、呼吸，似撑船动作。划桨撑船，不仅突出了手腕的旋转、肩部的圆转运动以及身械的协调配合，而且通过划桨的意境凝神定意，增强其养生功效。

三、杖通阴阳，外导内引

阴阳理论在太极养生杖中体现为以杖为载体，结合具体动作消长互化阴阳。其阴阳在功法中表现为上与下、开与合、屈与伸、俯与仰、升与降、前与后、左与右、动与静、内旋与外旋的相辅相成、对立统一，运动和内劲上的快与慢、松与紧、刚与柔的互根互用，呼与吸、吐与纳的彼此依存。如“探海寻宝”，两臂向体前平举，随即坐腕、屈肘，这是一个手臂的阴阳转化，通过转体，弧形向上举杖，则是任督阴阳脉消长的过程。总之，以杖为载体，通过功法的连绵不断、周而复始的阴阳消长互化的渐变过程，以及循环往复的圆运动，可使人体的阴阳得到平衡、调理。

外导内引，就是以身械运动为外导，来引发体内气息的运行，意在气先，以意行气，以达到五脏气机协调一致的目的。即通过由外而内、由内而外的相互影响、交替变化，牵动脏腑。具体地讲，太极养生杖中有规律的拧旋、按压、拉伸等动作，能有效刺激位于肘、膝关节以下的五腧穴（井穴、荥穴、输穴、经穴、合穴）和原穴。这种规律性刺激穴位、舒畅气机的运动，通过经络沟通内外，经络所过，主治所及。

第三节 太极养生杖的养生价值

一、有利于防治慢性疾病

慢性疾病主要指以心脑血管疾病、糖尿病、恶性肿瘤、慢性阻塞性肺部疾病和精神病等为代表的一组疾病。太极养生杖是一套新创编的功法，为证明其对慢性疾病具有防治的作用，创编者对大众的健身基础指标、受试者练习整套太极养生杖时的运动心率、运动量的情况，以及对练功者的心血管系统等主要指标进行了研究。

通过测量受试者的血压，采集并分析指端脉动波形图，来测评受试者的心血管健康状态以及太极养生杖对练功者心血管方面的积极影响。

从运动生理学观点来阐述实验结果，太极养生杖使练习者全身关节、肌肉、器官等轻柔缓和地参与运动，增加了血流速度，促进了血液循环，提高了迷走神经的兴奋性，从而使得心率下降，心肌血流量得到改善。因此，可以认为太极养生杖是一种适合大众，尤其适合中老年人进行的健身项目。例如，学练“轻舟缓行”，通过杖在体侧画圆，腰随之配合扭转，加上手腕的旋转、肩部的圆转以及踝关节的屈伸等，有助于促进消化、疏肝利胆、通调膀胱，起到防治慢性疾病的作用。

二、有助于塑造脊柱良好形态

太极养生杖这一功法中，有许多转腰、引杖画圆的动作，对人的颈、肩、腰部有修正和塑形效果。太极养生杖的动作虽简单易学，但要想准确地做好每一个动作，还需要习练者给予高度重视，进行反复练习。在练习的过程中，要主动增强腕、臂、肩、腰的运动幅度，以达到动作要求，发力顺序由躯干到手臂，以腰带肩、以肩带臂，可以增强肢体的协调性和灵敏性。腰部拧转带动手臂引杖画圆，使脊柱左右两侧交替发生挤压与拉伸，可以预防脊柱生理弯曲的不对称情况，有效地避免脊柱在形态上的不良变化。

例如，在太极养生杖中的“风摆荷叶”动作，习练者的身体如荷叶般随风摇摆，一手环握杖向前方伸出，再经体前摆至体侧，使杖绕身体画平圆，使脊柱侧屈和侧伸。这不仅能调整脊柱形态，还能有效地刺激任督二脉，促进全身气血的运行。

除此之外，太极养生杖中的其他动作也几乎都需要腰部拧转的配合。腰椎是上传下达的关键部位，是人体保持重心和平衡的重要影响因素。腰椎其上为胸椎，其下为骶骨，骶骨与髂骨形成了骨盆。因而，在习练过程中，要求习练者百会上领、松腰竖脊，通过腰部的屈伸、转动和虚实转化，有效地锻炼脊柱周边肌肉的力量及柔韧性。

三、具有调节心理的作用

现代社会的上班族太多生活节奏快、工作紧张，运动时间几乎没有，超负荷的工作给人们的心理带来了诸多不良影响。针对这类人群，可以练习健身气功，对于缓解压力、调节心境、平和情绪有显著的效果。

现代医学认为，健康的心理包括适度的情绪表达和控制、对环境适应能力良好、处世乐观、能保持良好的人际关系等诸多方面。“良好的社会适应能力”是世界卫生组织所阐述的全面健康三要素的重要一项，也是国内外公认的一条重要心理健康标准。人不仅具有生物性，而且具有社会性，一个健康的人必然要适应这个时刻充满变化、纷繁复杂的大千世界。缺乏社会适应能力的人无法适应现代的社会生活，无法充分发挥自己的能力，无法获得幸福、充实的人生。

我们就太极养生杖对练功者的人际关系、心理压力、生活满意度等方面的影响进行了较深入的探索研究，如莫概能、王宾在《健身气功·太极养生杖锻炼对老年女性心境状态与心理健康的影响》中指出，经过 24 周的太极养生杖锻炼，不仅能够改善老年女性的消极情绪，还能促进积极情绪的形成，对老年女性心境状态改善和维持心理健康有积极作用。学练太极养生杖要求每一个动作都要与杖融为一体，以杖引展肢体进而牵动脏腑，使内外环境相互协调，逐步趋于平衡。这种人杖合一、心神合一的锻炼方法，不仅能使人意念守一、宁心安神，而且能分散忧虑、紧张的情绪，从而使人保持健康的心理状态。

阴阳合一、天人合一、内外相谐。

第三章
太极养生杖功法技术

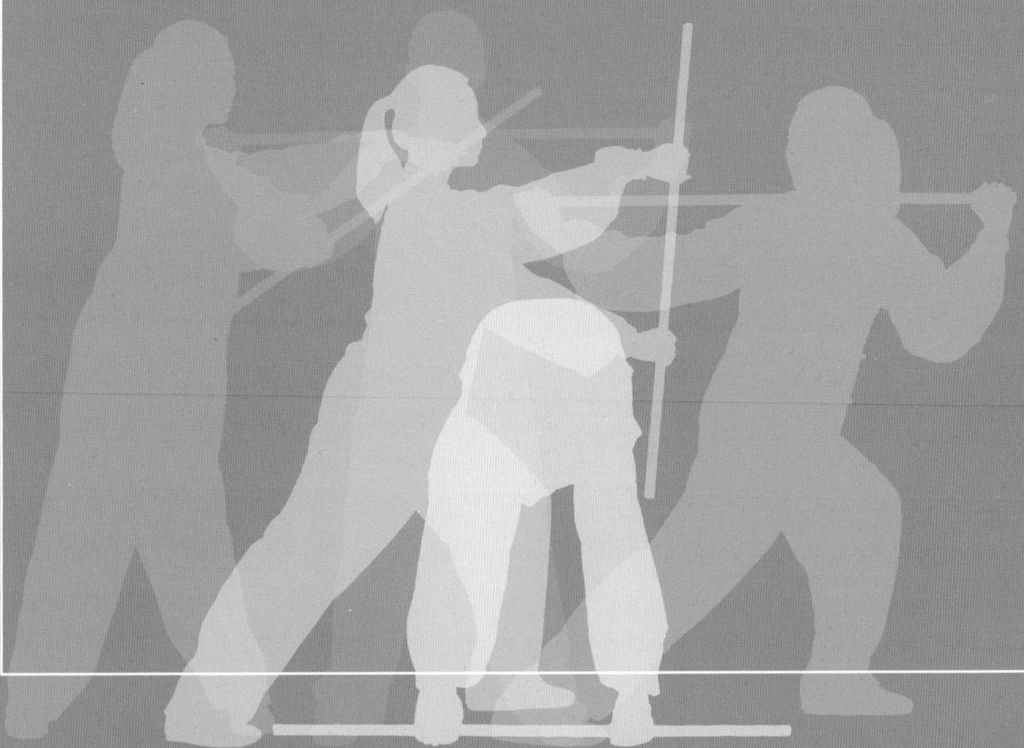

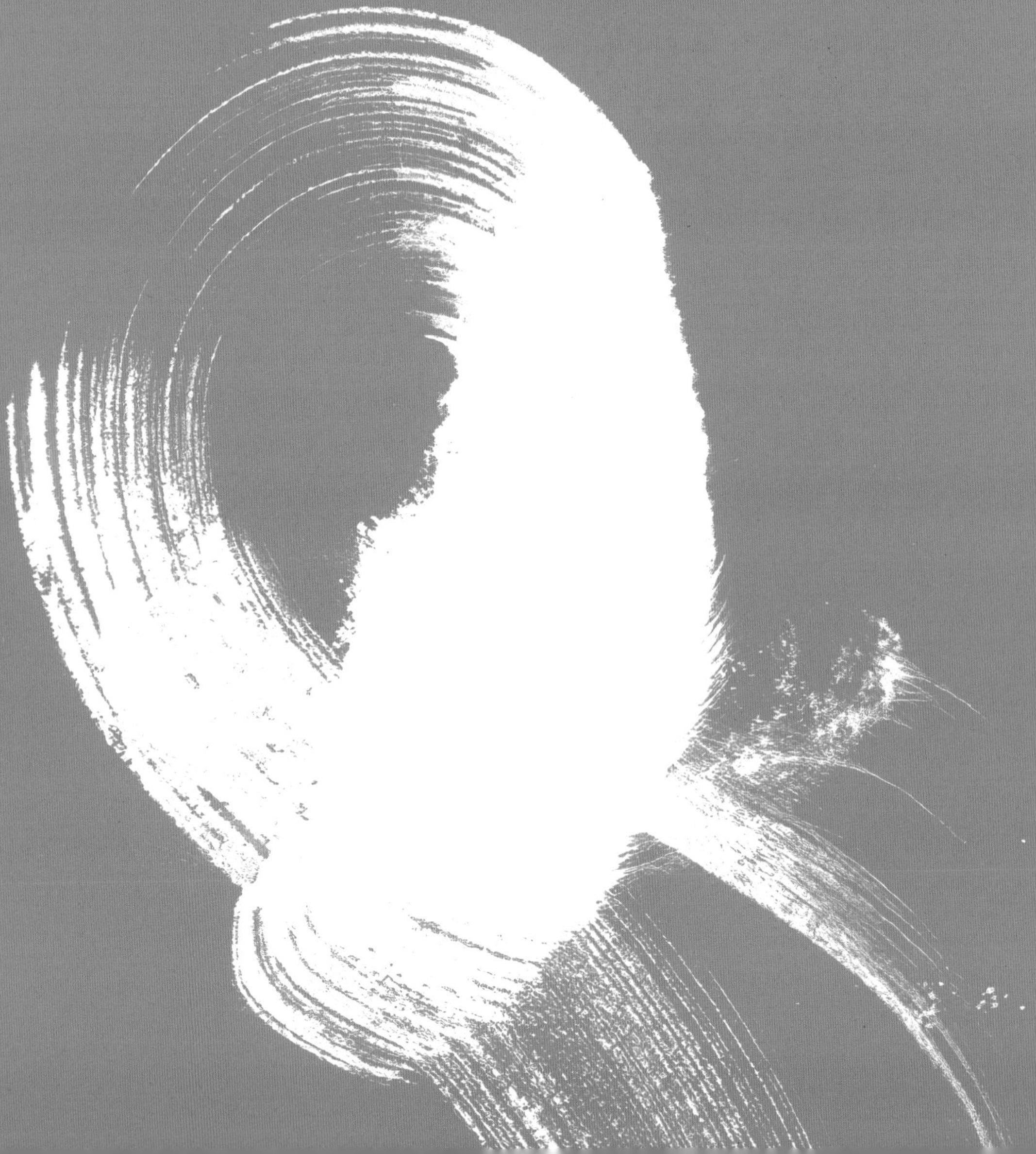

第一节　器械持握方法及步型

一、杖

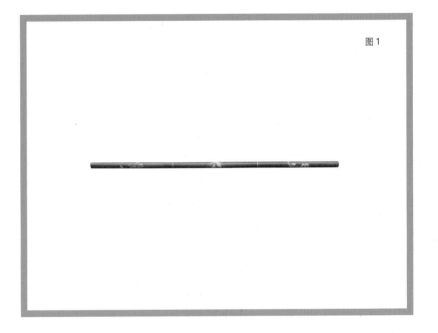

图 1

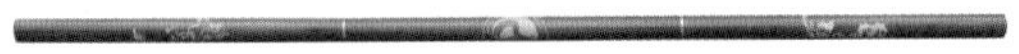

杖是粗细均匀、表面光滑的长棍，其长度、粗细可依据习练者身高、手掌持握舒适度来选择，一般长度为 105 ～ 125 厘米，直径为 2.3 ～ 2.8 厘米，由白蜡杆、竹子、松木、硬杂木等制成，表面刻有养生文字或吉祥图案，如“祥云”“龙凤”“如意”等。（图 1）

二、持握方法

1. 持杖

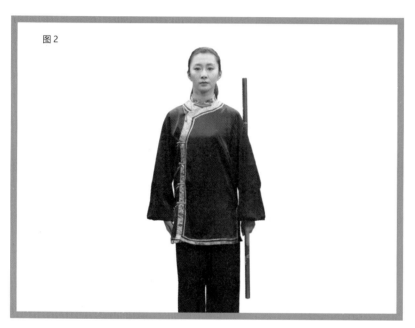

图 2

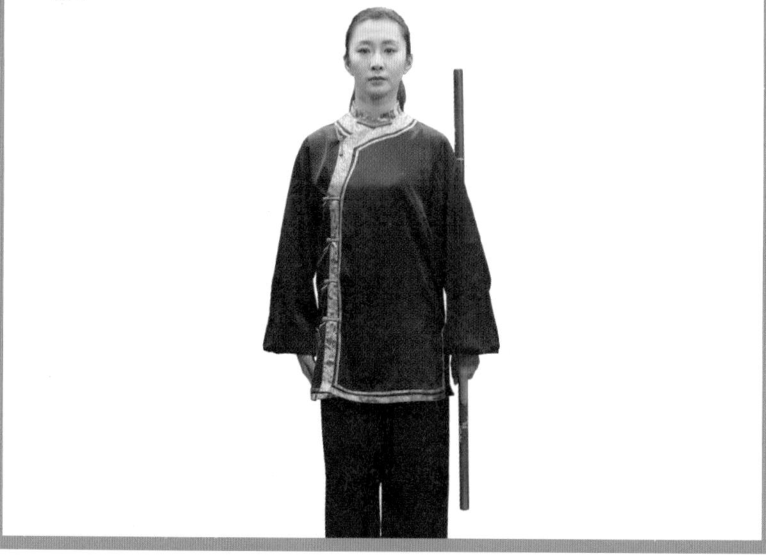

将杖置于掌心，食指贴于杖上，其余四指环握。（图 2）

2. 环握

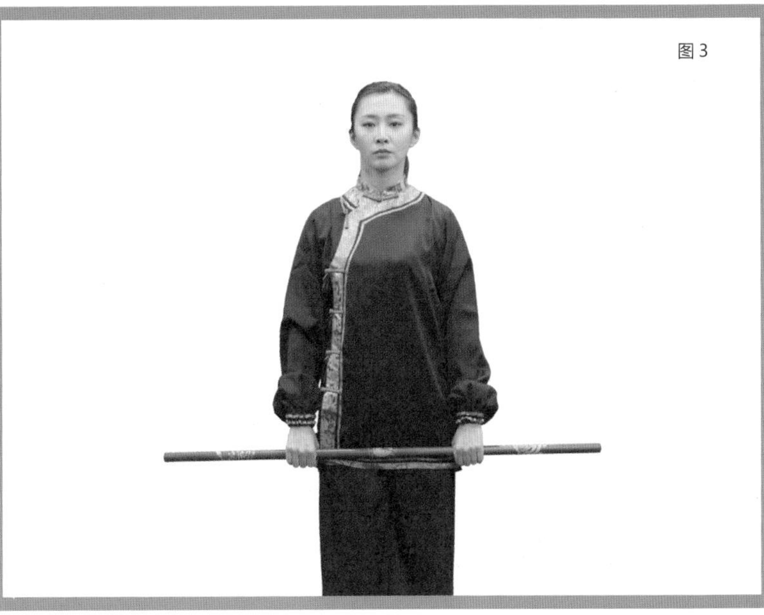

图 3

五指自然弯曲握杖，拇指压在食指第一指节处，掌心微空。（图 3）

3. 夹持

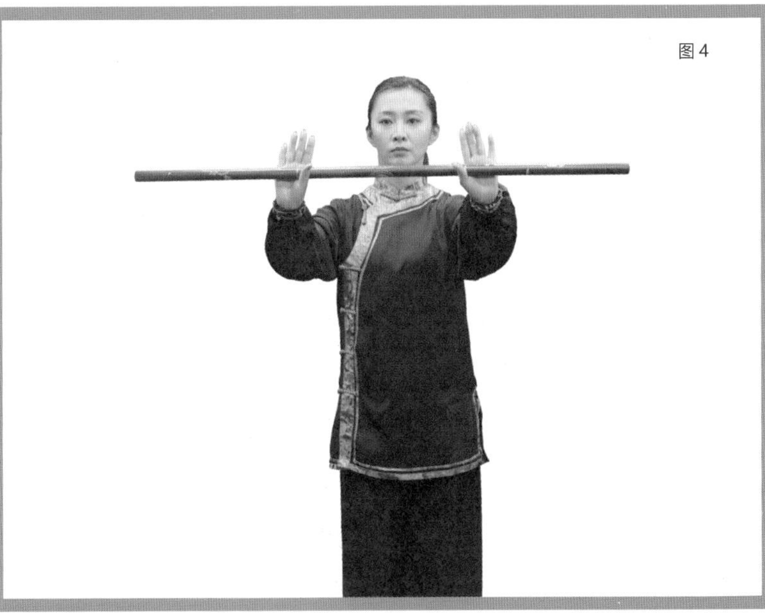

图 4

两掌掌心同向，掌指伸直，将杖置于两掌虎口处。（图 4）

4. 托杖

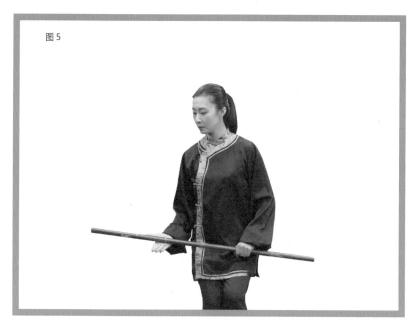

图 5

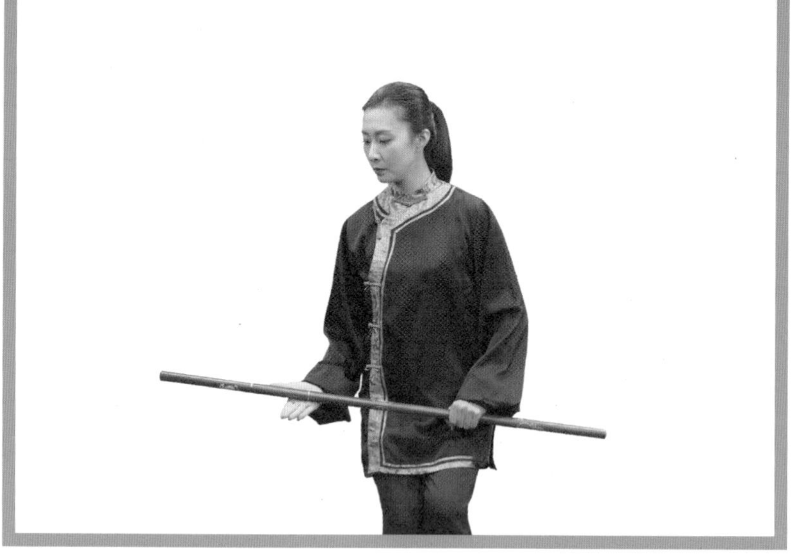

掌心向上，五指放松，托杖于掌心。（图 5）

5. 卷杖

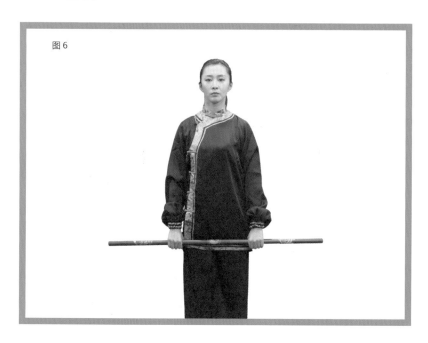

图 6

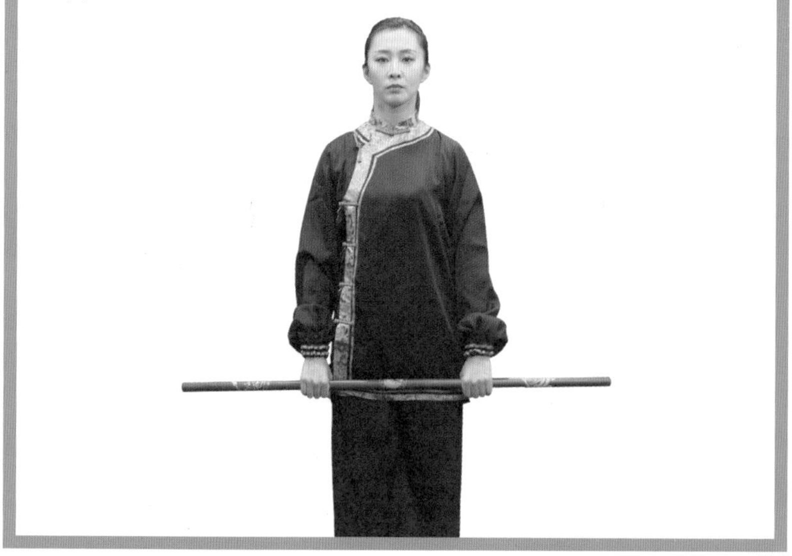

图 7

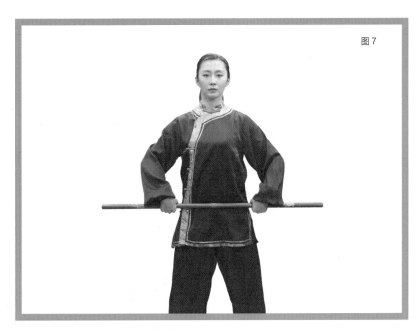

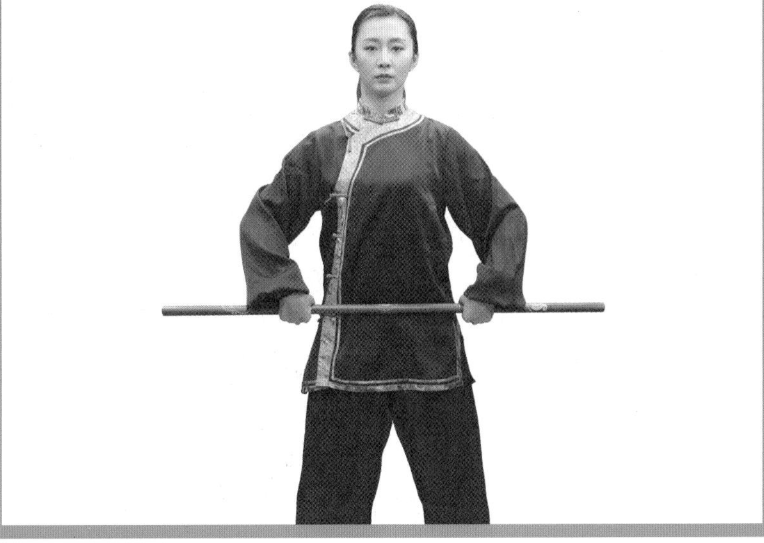

两手由环握状向内屈腕。（图 6、图 7）

6. 旋杖

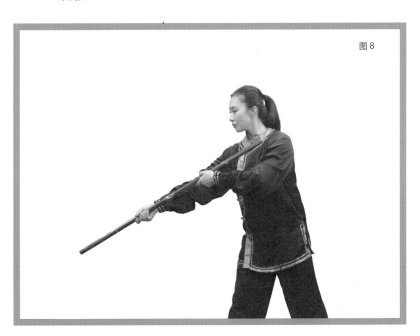

图 8

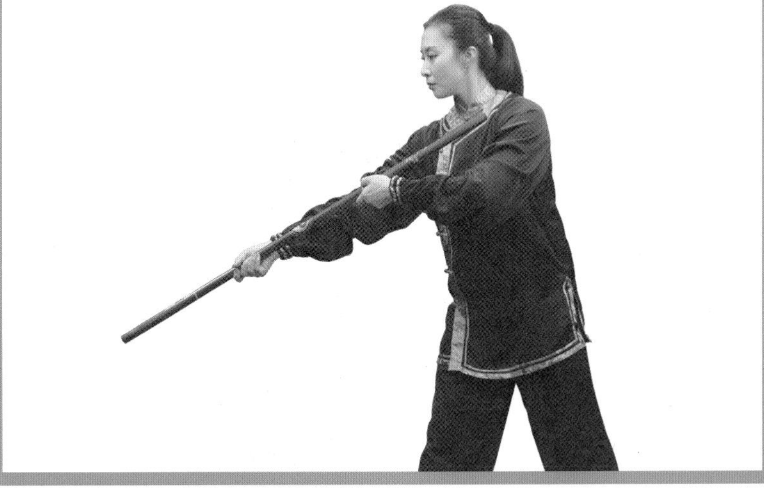

图 9

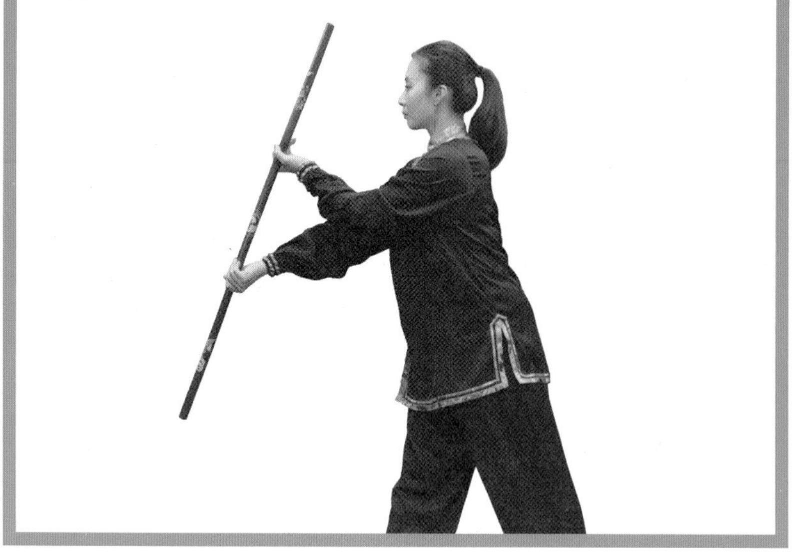

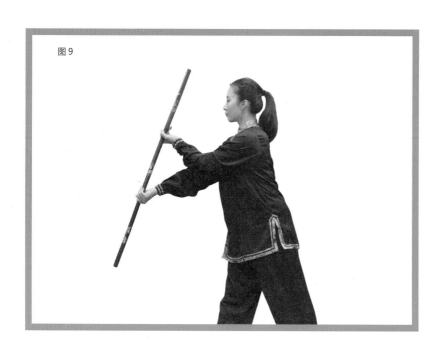

图 10

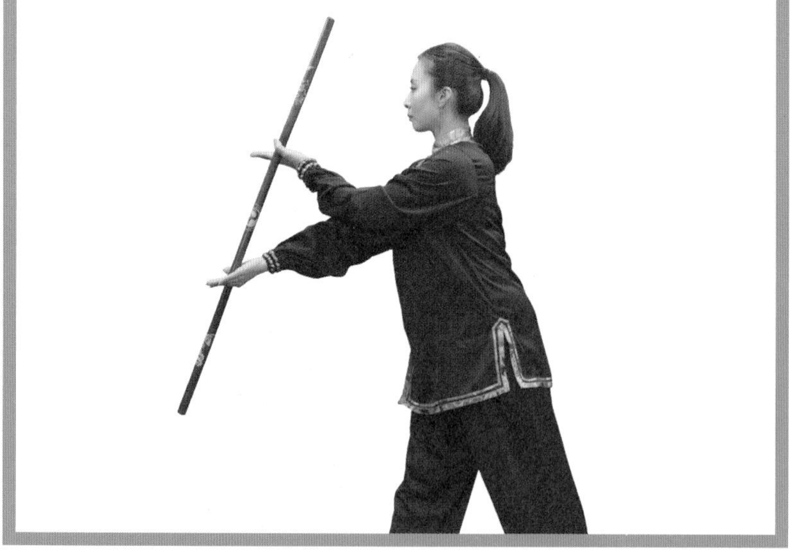

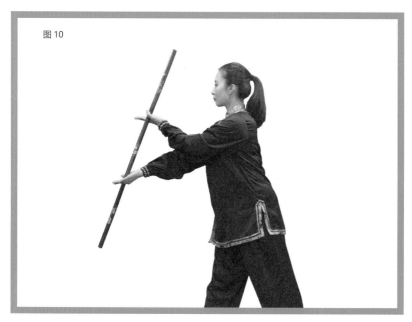

手从环握状外旋转至夹持状。（图 8—图 10）

7. 卷旋

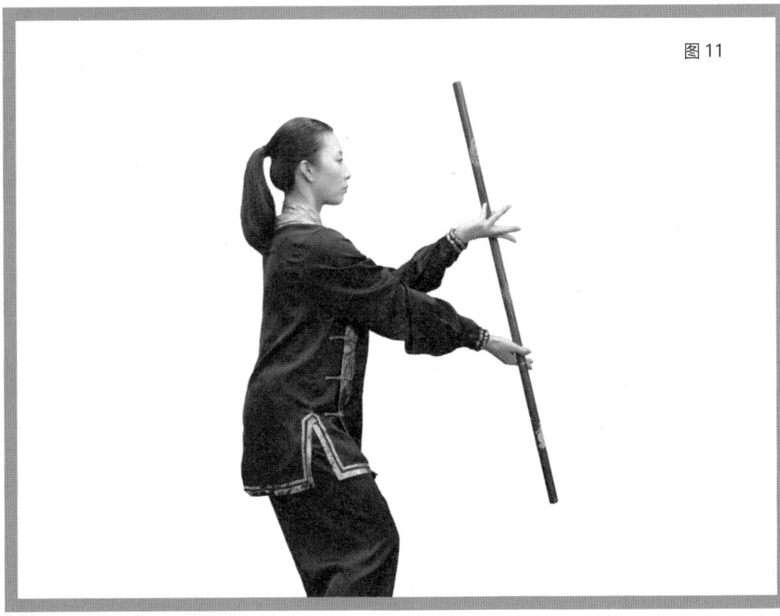

图 11

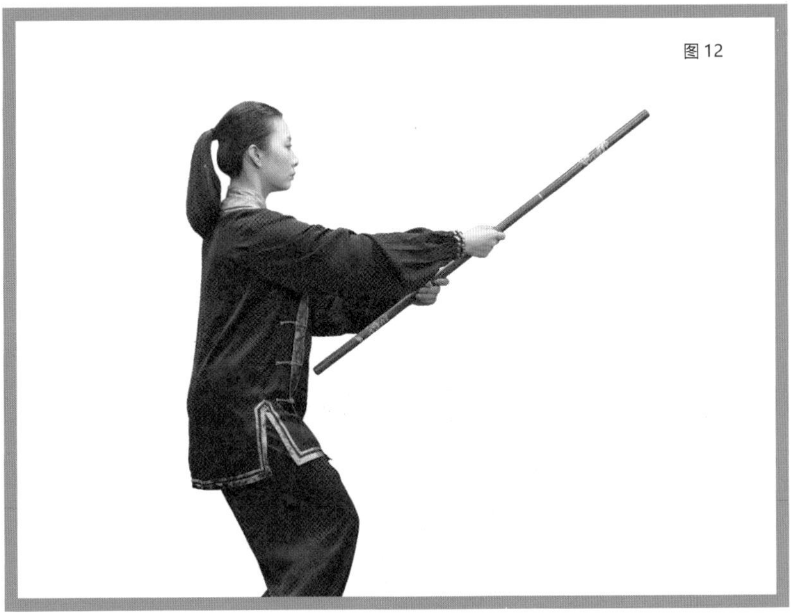

图 12

图 13

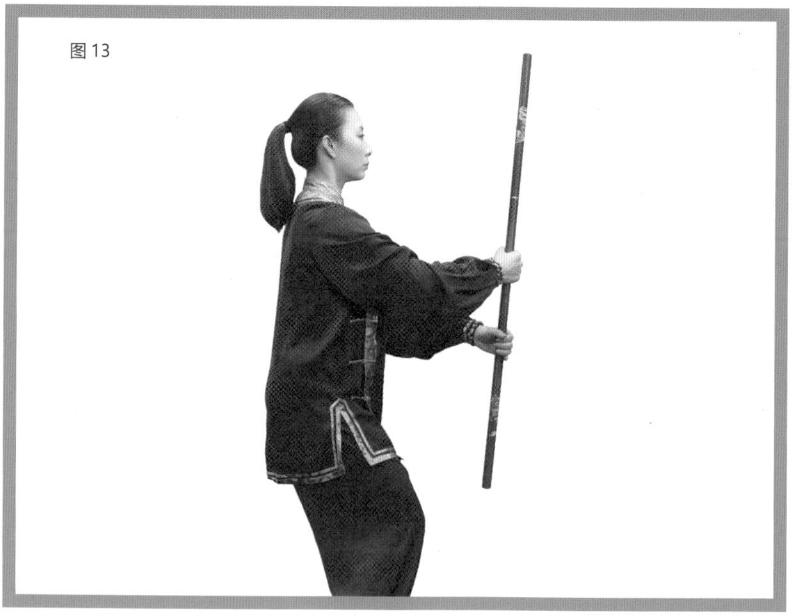

内侧手由夹持状起，从小指开始依次旋握，手腕内旋并屈腕，两手转为环握状，使杖体发生大于 90° 的上下转动。（图 11—图 13）

8. 滑杖

图 14

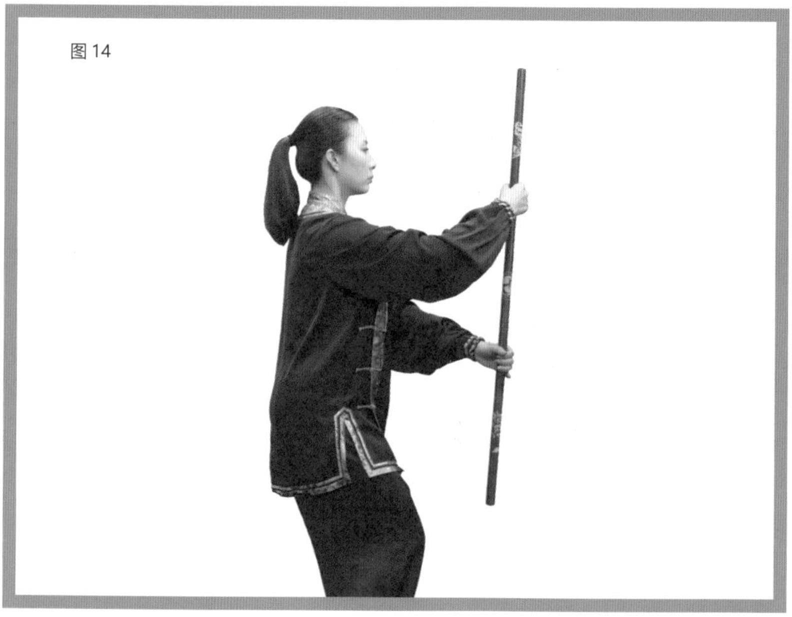

图 15

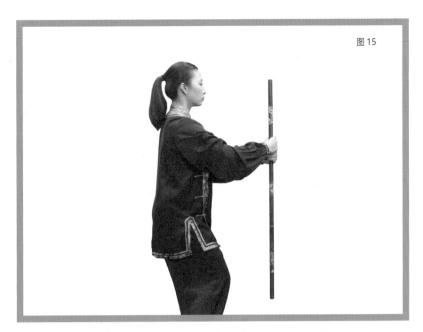

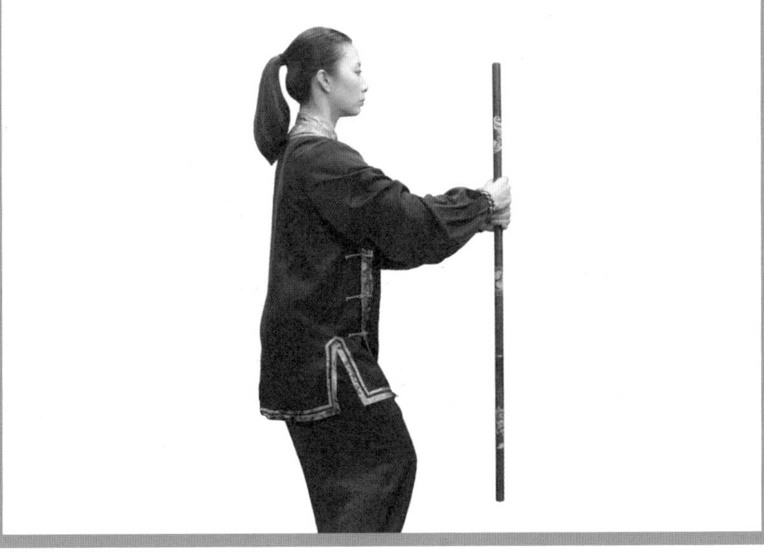

两手环握杖，一手沿杖体滑动。（图 14、图 15）

9. 绞杖

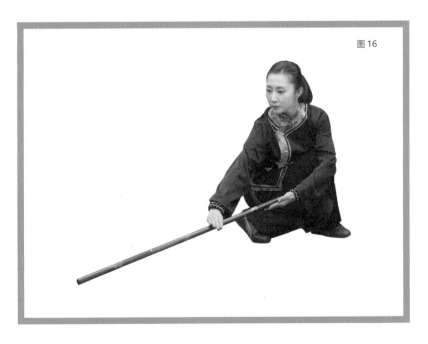

图 16

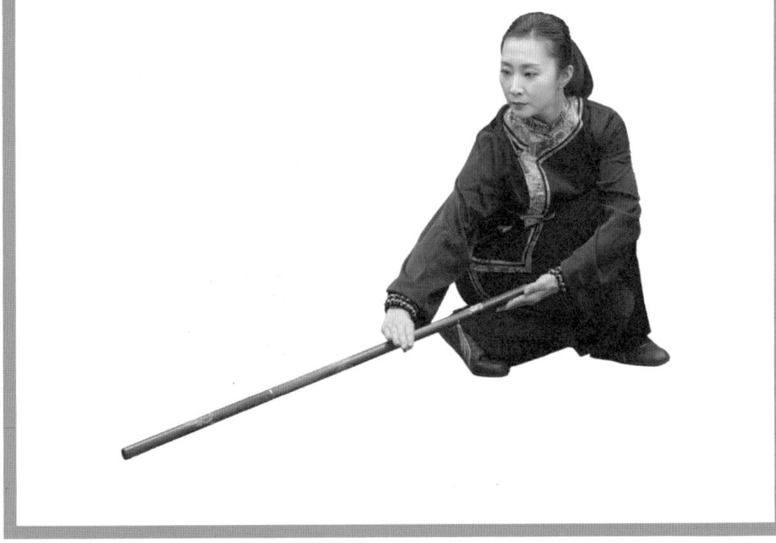

图 17

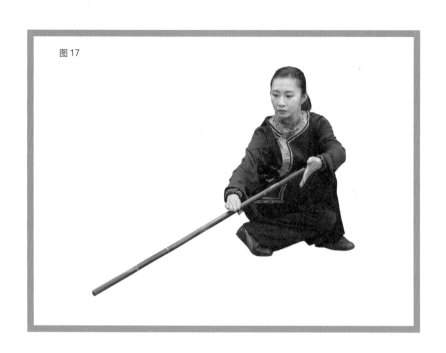

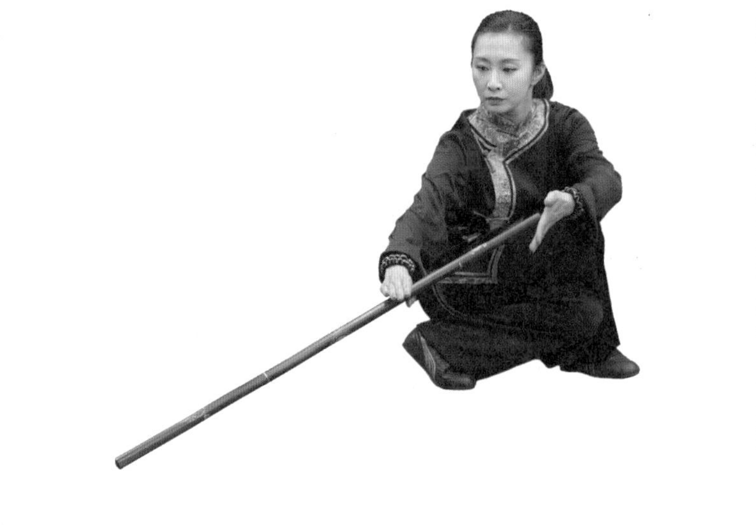

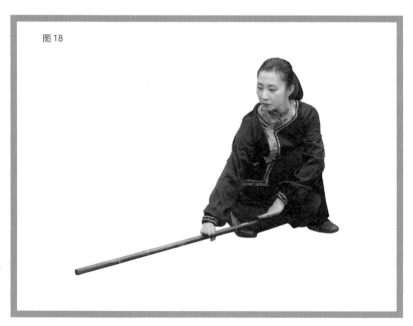

图 18

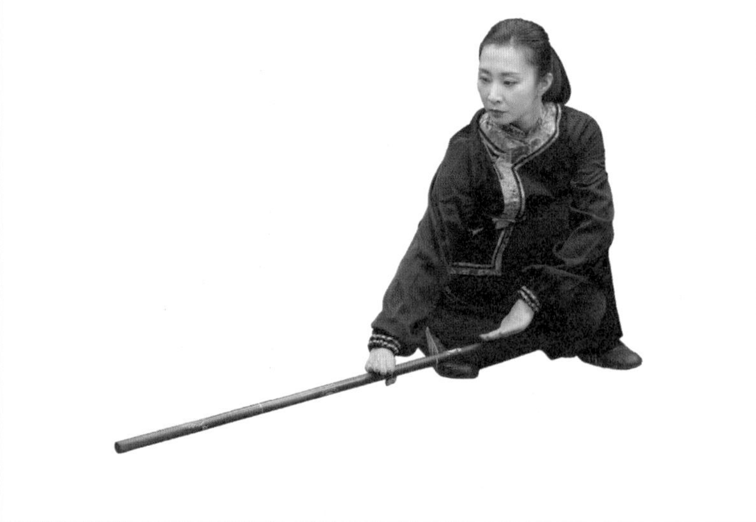

一手环握杖端，由外向上、向内、向下画圆，至掌心向下。（图16—图 18）

10. 摩运杖

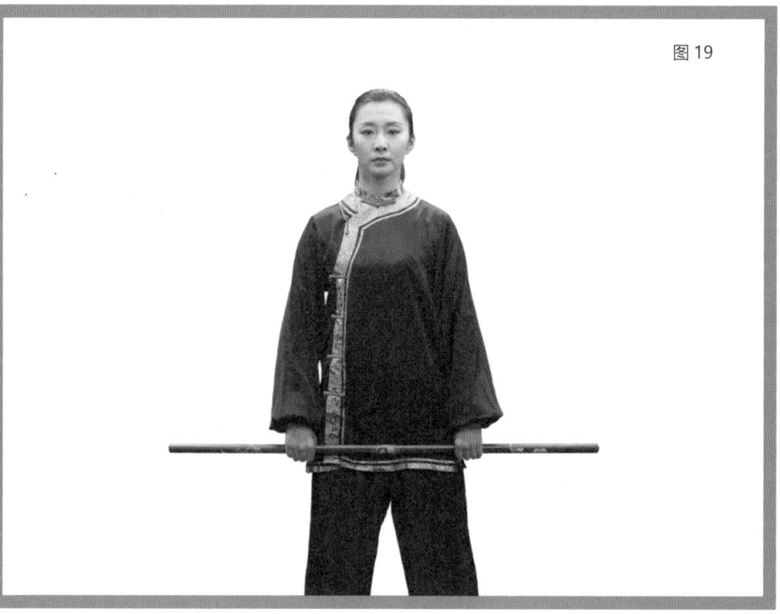

图 19

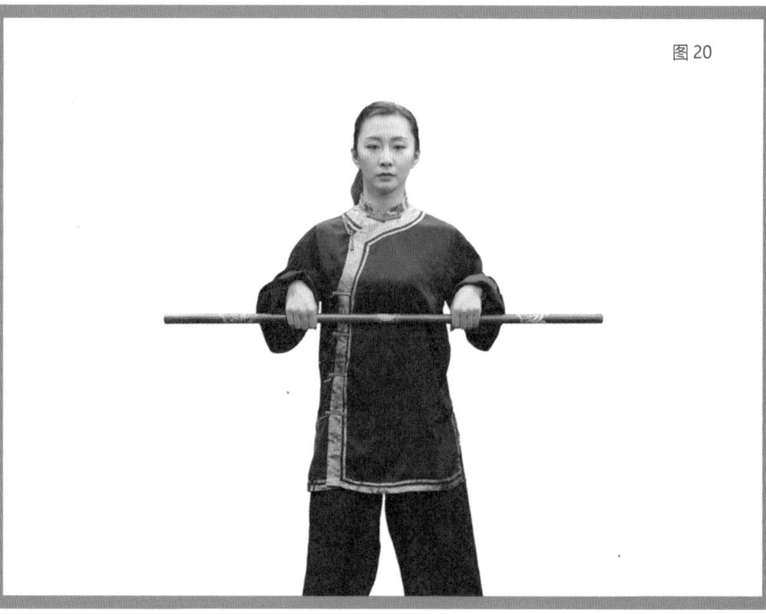

图 20

两手与肩同宽，环握杖体，边上提边按压，微微用力，使得杖在腹前运动。（图 19、图 20）

三、基本步型

1. 弓步

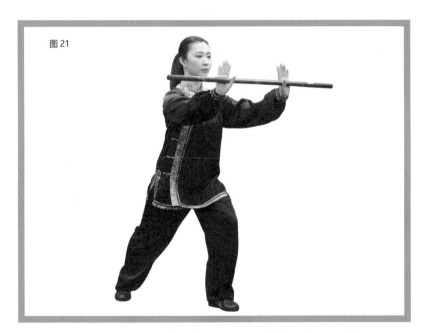

图 21

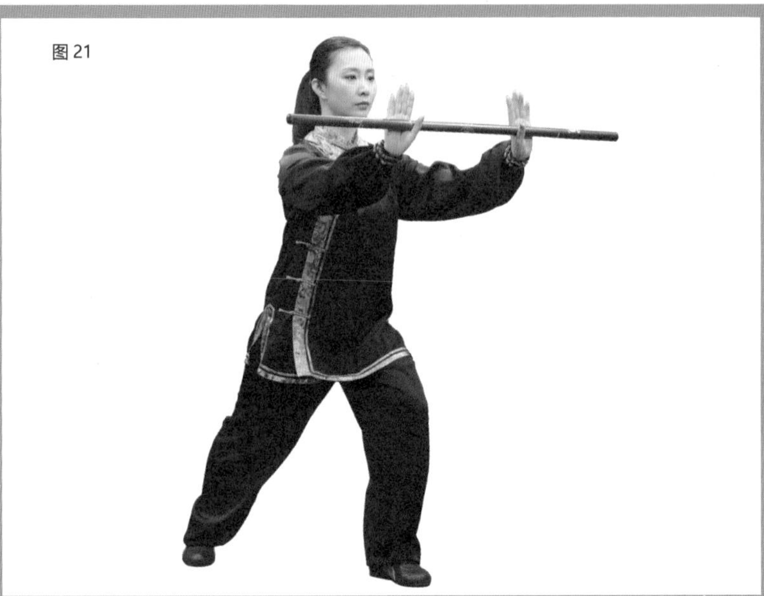

前腿弯曲，膝盖在脚尖正上方，后腿蹬直。（图 21）

2. 高歇步

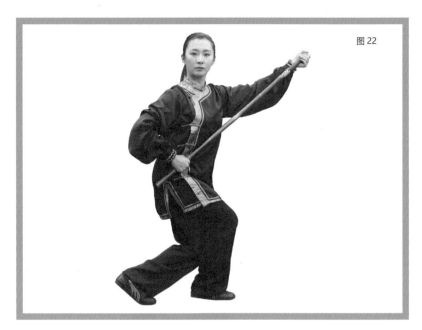

图 22

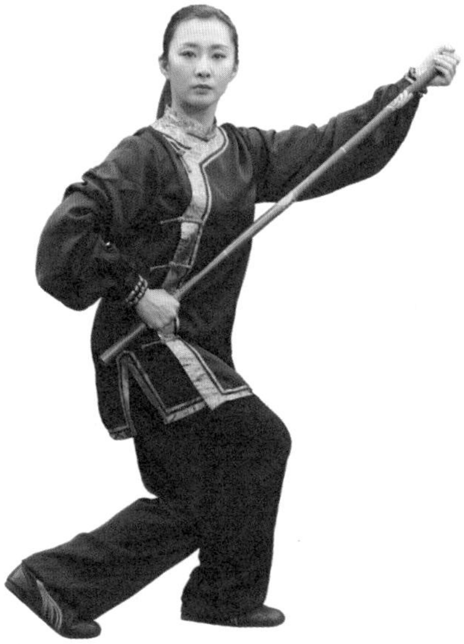

一腿后撤至另一腿侧后方，两腿微微弯曲，后腿膝盖抵在前腿承山穴上。（图 22）

3. 低歇步

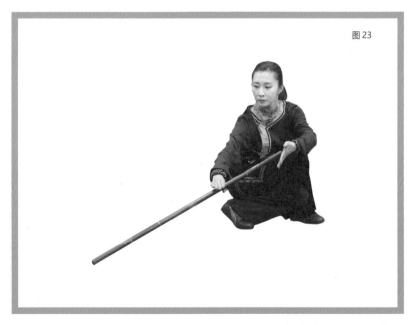

图 23

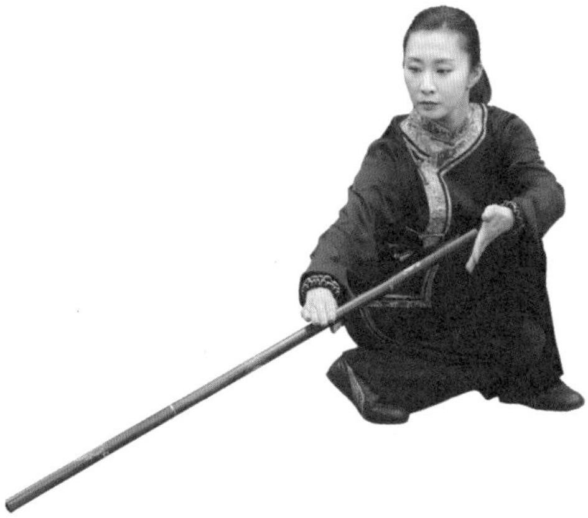

一腿后撤至另一腿侧后方，屈膝下蹲，臀部坐在后脚脚跟上。（图 23）

第二节　动作教学

预备势

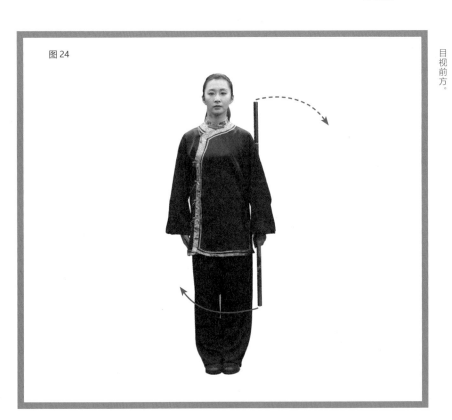

图 24

图 24

并步站立，身体中正，百会虚领，凝神静气，左手持杖三分之一处，自然落于体侧，目视前方。

图 25—图 27

两腿微屈，左脚向左开步，与肩同宽。同时左手持杖右摆，右手接杖，而后左手滑杖至杖左三分之一处，两手环握杖自然垂落于体前。

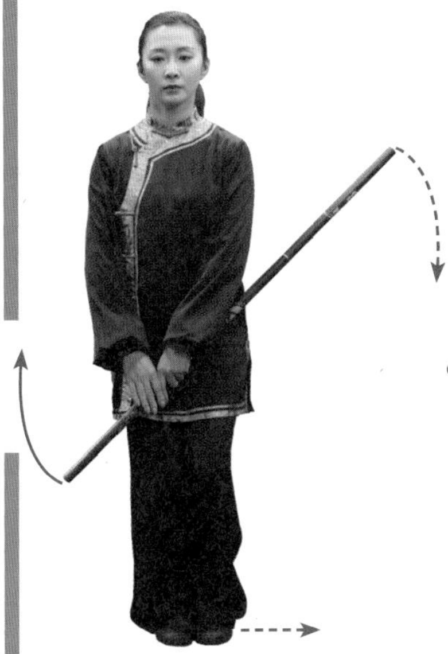
图 25

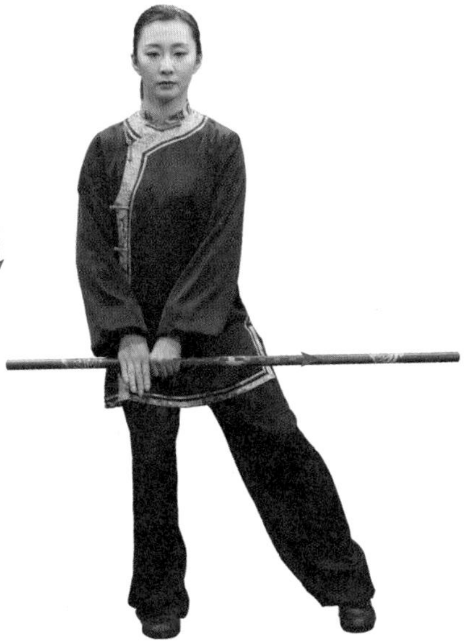
图 26

图 28、图 29

两手环握杖，手腕向内屈腕卷杖，轻贴腹部向上摩运至两乳下，而后压手腕向下摩运，两臂自然垂落于体前。

（图 28、图 29 动作重复 2 遍，共 3 遍。）

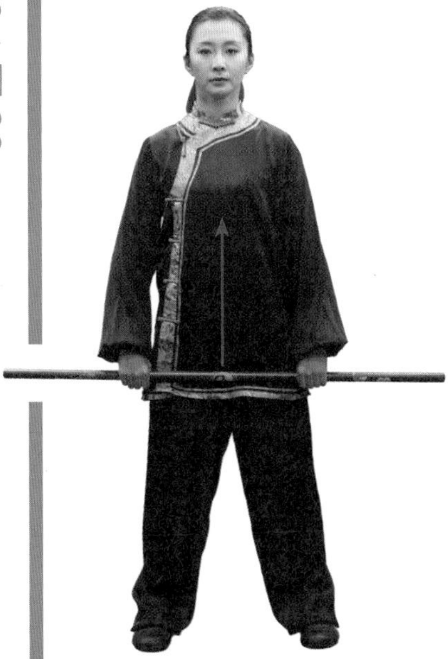
图 27

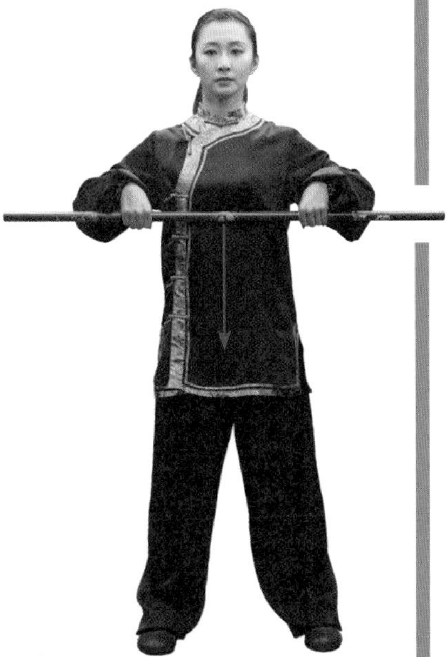
图 28

图 29

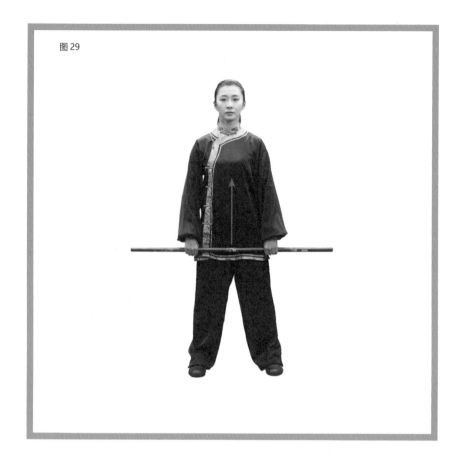

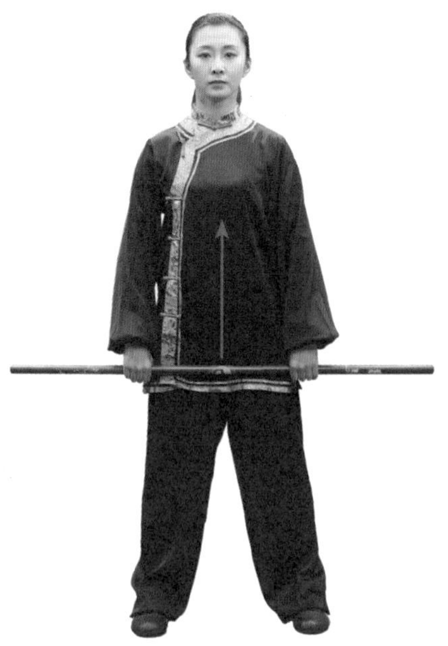

要求

（1）百会上领，周身中正，松肩虚腋，腰腹放松，呼吸自然。

（2）动作与呼吸自然协调，卷杖上提时吸气，下按时呼气。

易错点

（1）卷杖时，未屈腕内卷。

（2）两手卷杖上提时，两肩随之上提，出现耸肩。

纠正

（1）卷杖时，要求屈腕内卷。

（2）两手卷杖上提时，沉肩屈肘。

功效

（1）两脚与肩同宽站立，两腿自然伸直，沉肩虚腋、松腰敛臀、百会上领、凝神静气，有利于督脉的气机畅通，从而达到全身放松的状态。

（2）以杖导引，呼吸配合，排除体内浊气，利于心理调节。

（3）气沉丹田，内安脏腑，外松筋骨，促进气血运行，为练功做好准备。

1. 艄公摇橹

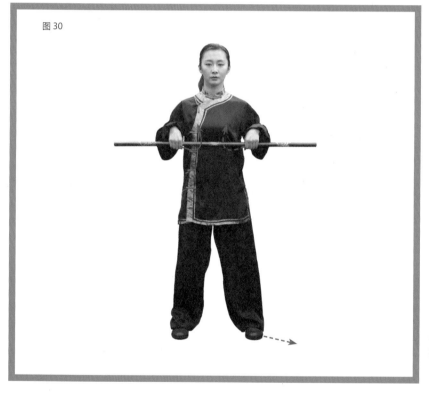

图 30

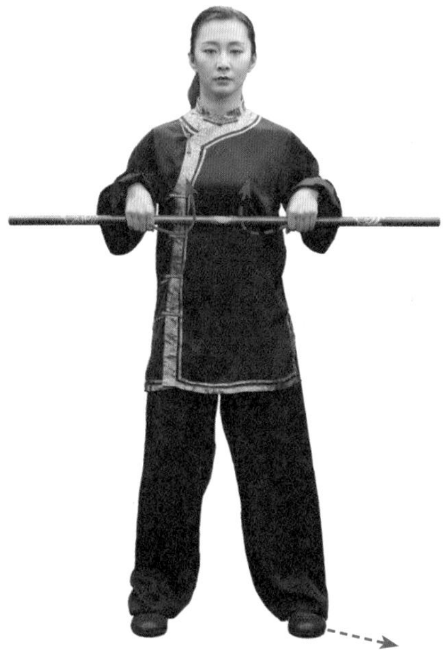

图 30、图 31

两手屈腕卷杖向上摩运至乳下，两肘下垂，目视前方，接着两腿微屈，左脚向左前方迈步，脚跟先落地，身体随之左转 45°，同时两手翻腕，掌心向前，目视左前方。

图32、图33

左脚脚尖落下，重心前移，左腿屈膝，右腿蹬直，成弓步。同时两手十指伸直变夹持状，向前上方推出，而后画弧线向前、向下回收，即摇橹，目光随杖移动。

图31

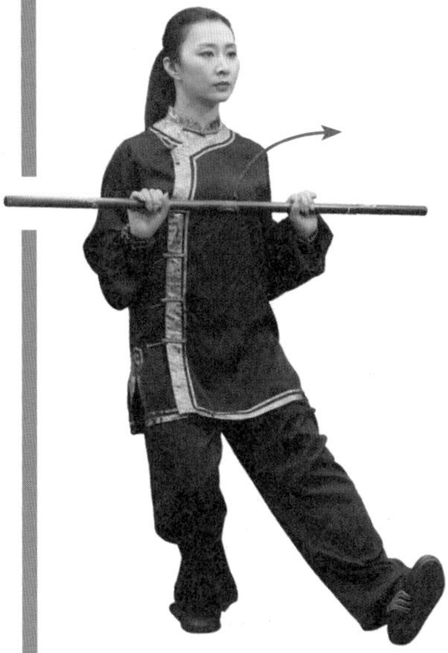

图32

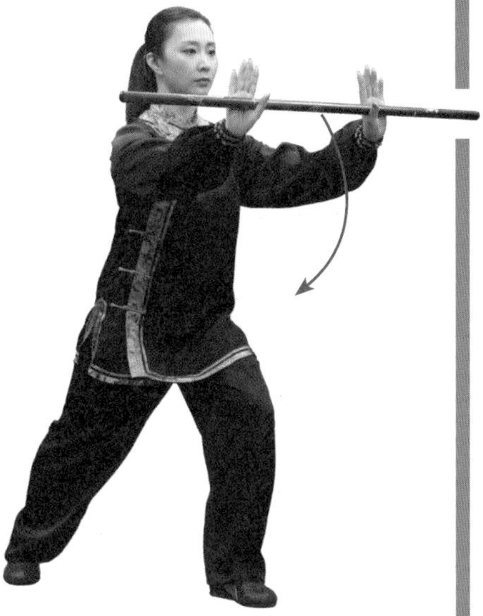

图34、图35

重心后移，右腿微屈，左脚先勾脚尖，而后回收并步，两膝微屈。同时两手回收至体前变环握状，两臂自然伸直，而后屈腕卷杖向上摩运至乳下，目视前方。

图33

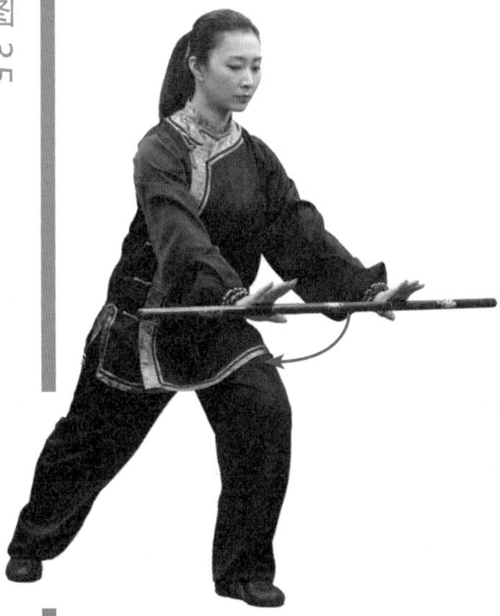

图34

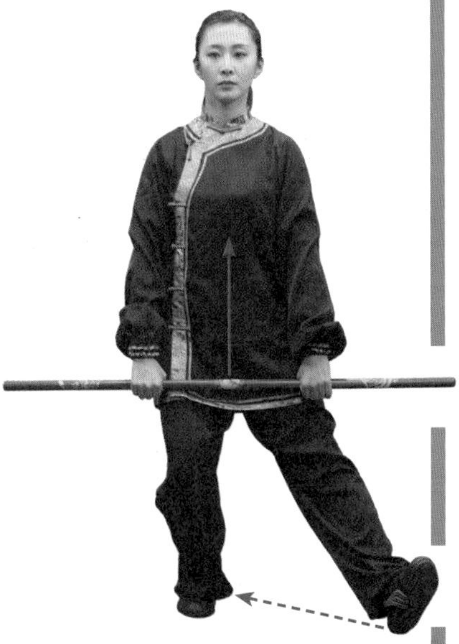

图 36—图 38

两肘下落，翻腕，两手由环握状变为夹持状，向前上方推出，同时两腿伸直，随后两手向前、向下画弧回收至体前变环握状，两臂自然伸直。

图 35

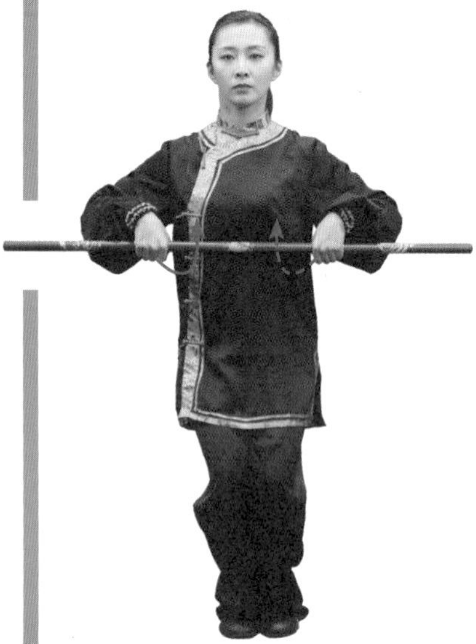

图 36

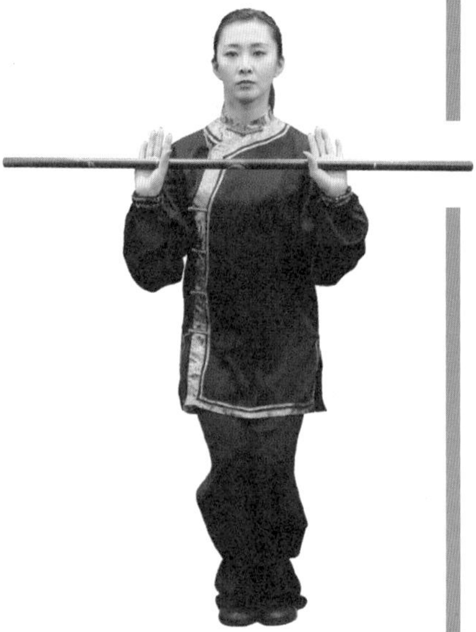

图 37

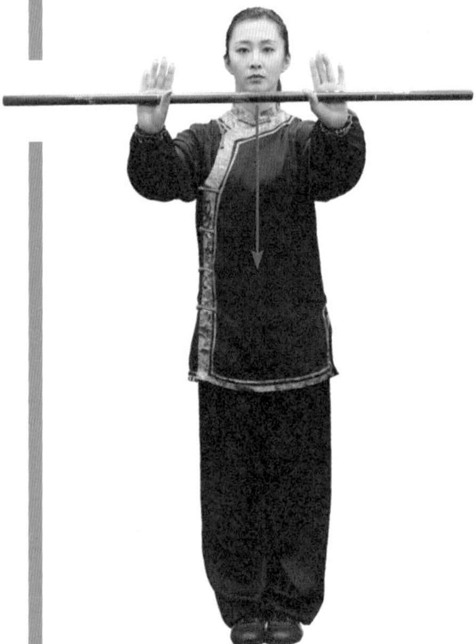

图 38

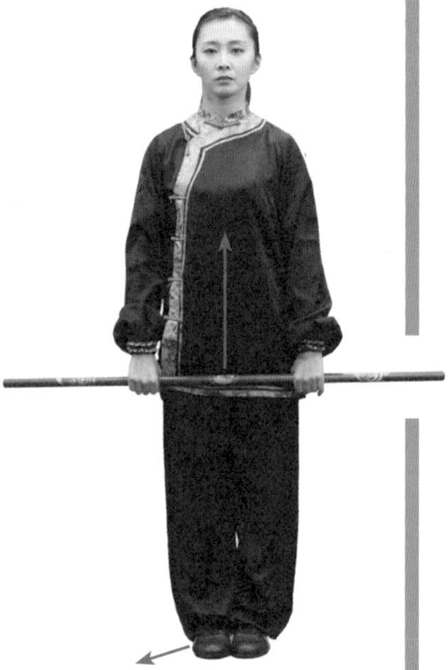

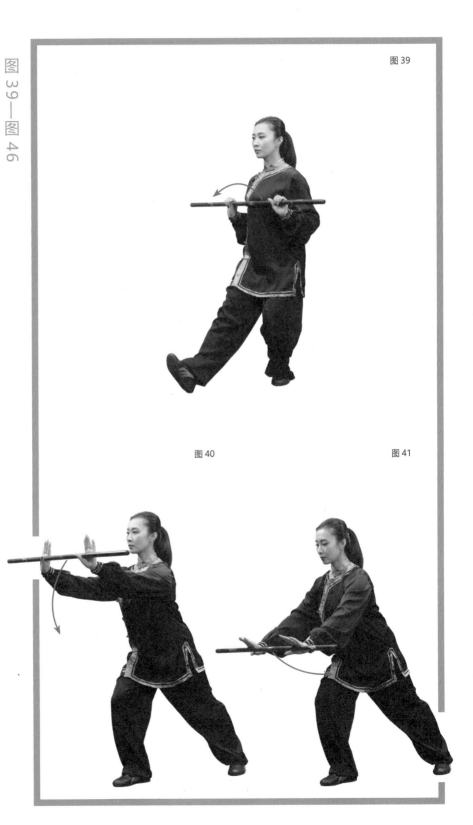

图 39—图 46

图 39—图 46 动作与图 31—图 38 动作相同，唯方向相反。

图 39

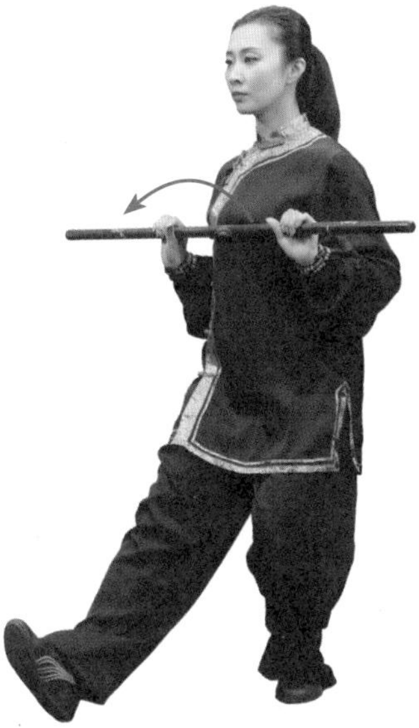

图 40

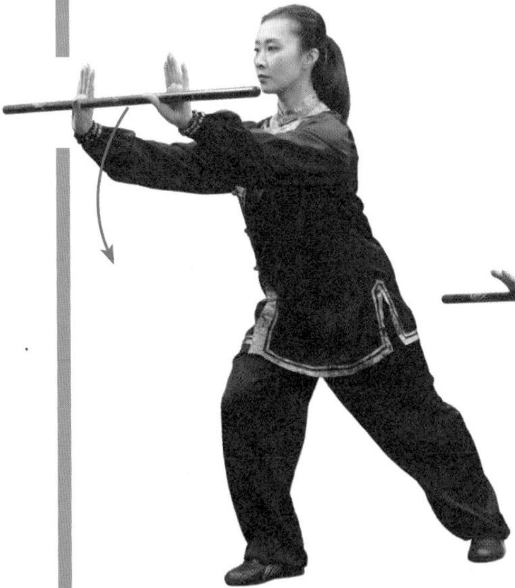

图 41

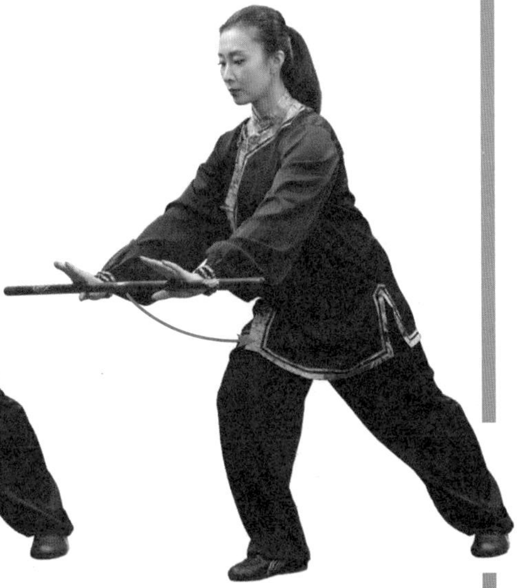

图 42

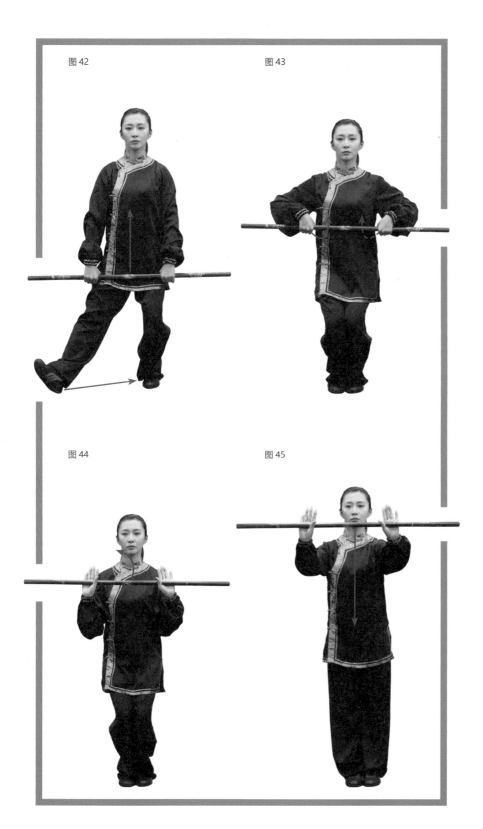

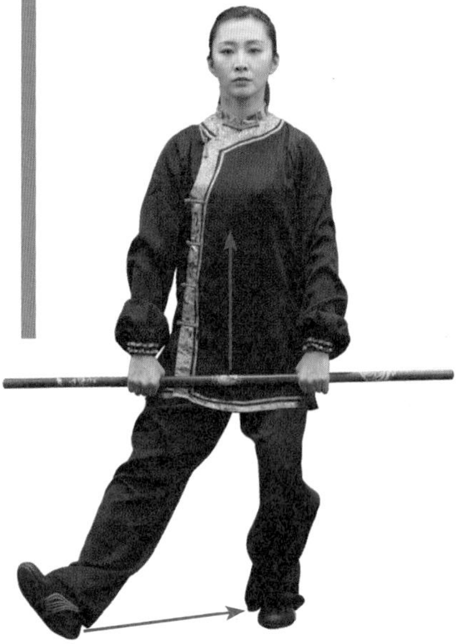

图 43

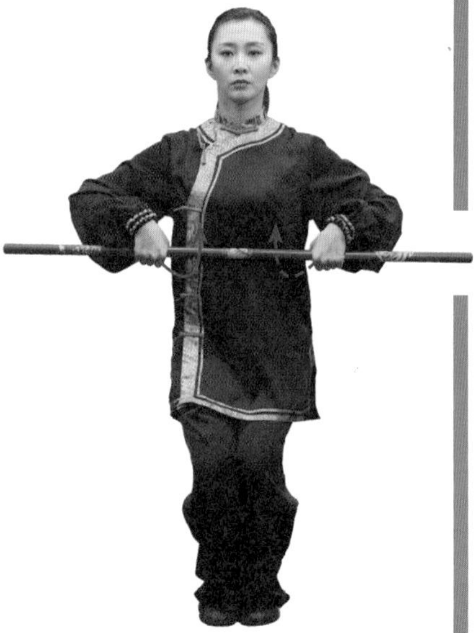

图 44

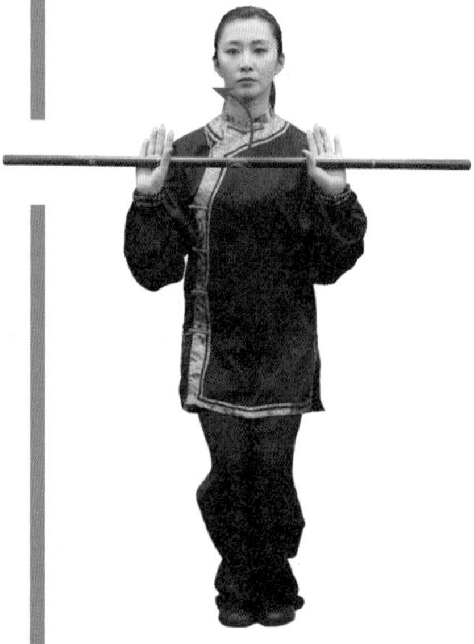

图 45

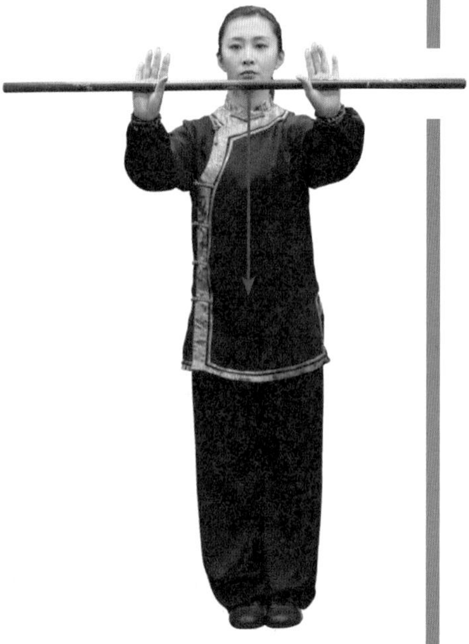

图46

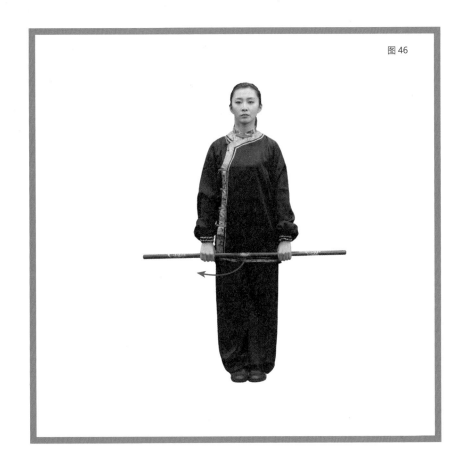

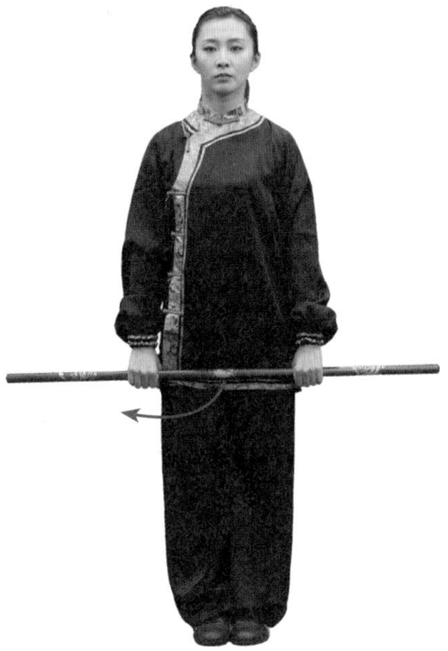

要求

（1）弓步时须身体中正，气沉丹田。

（2）摇杖时动作要自然流畅，目光随杖而动。

易错点

（1）卷杖向上摩运时，未摩运至乳下，未翻腕并夹持再向前摇杖。

（2）摇杖时，未走圆弧路线，动作不流畅。

纠正

（1）多体会卷杖摩运腹腰部的感觉。

（2）摇杖时，注意其路线为圆弧。

功效

（1）屈腕、压腕的动作可以活动腕部关节，刺激腕部穴位，疏导手少阴心经、手厥阴心包经，达到养心安神的效果。

（2）心与小肠相表里、心包与三焦相表里、肺与大肠相表里，因此，练习此式有助于养心益肺、润肠化结、通调三焦。

（3）有节律地、柔和地屈伸手腕有利于缓解腕部肌肉的过度紧张，减小腕部周围肌肉或肌腱的劳损程度，达到疏通上肢经络、缓解疲劳的作用。

2. 轻舟缓行

图 47

腰部略微右转，两手环握杖摆至身体右侧，目视前方。

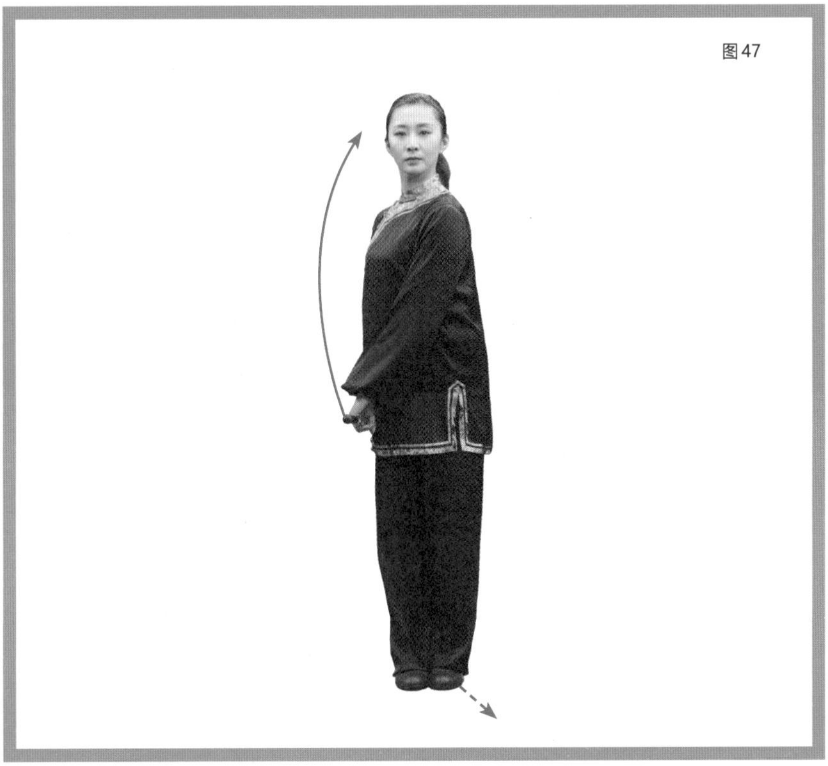

图 48—图 50

两手环握杖向后、向上弧形摆至头右上方。同时两膝微屈，左脚向左前方迈步，脚跟先落地，勾脚尖向上，随后右手五指撑开，以掌心贴杖向外旋转，至指尖向外后环握杖。

图 51、图 52

左脚脚尖落下，重心前移至左脚，而后两膝伸直，右脚脚尖点地。同时腰部略微左转，两手环握杖经体前画弧至身体左下方，似撑船动作。

图 48

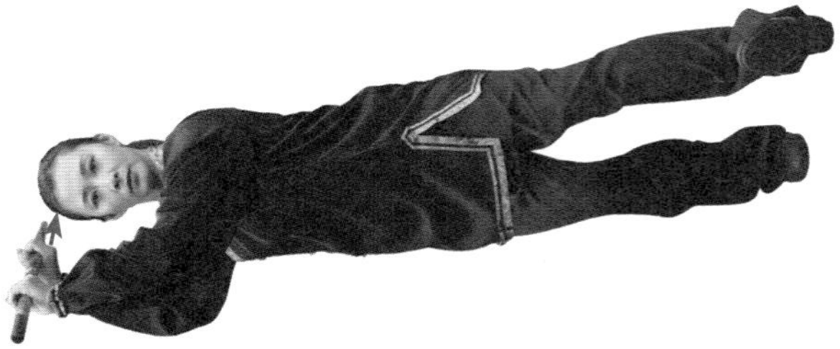

图 49

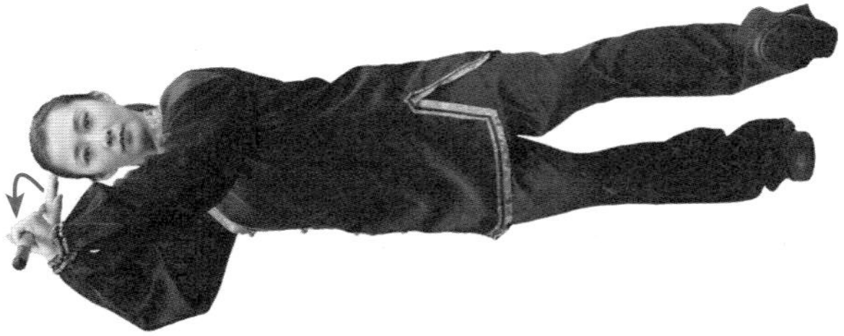

图 50

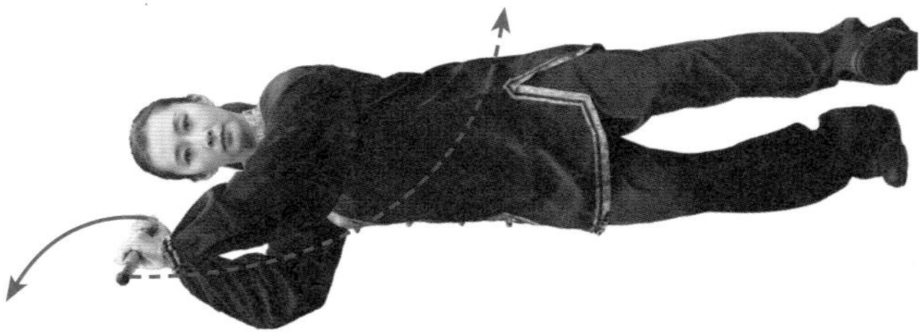

图 51

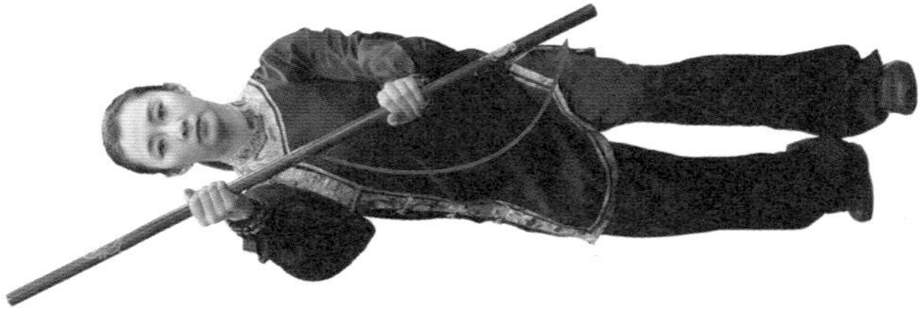

图53—图55

右脚脚跟落地，重心后移，右腿弯曲，左脚脚尖踩实地面。同时腰部继续向左微转，两手环握杖经身体左侧向后、向上画弧摆至头左上方，随后右手五指张开，以掌心贴杖向内旋转，至右手指尖向内后环握杖。

图52

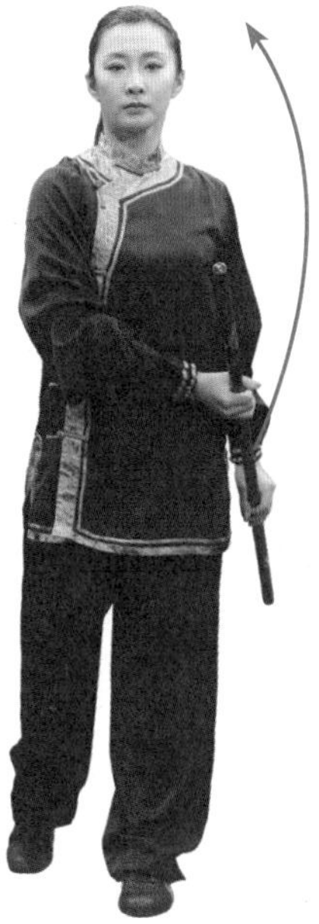

图53

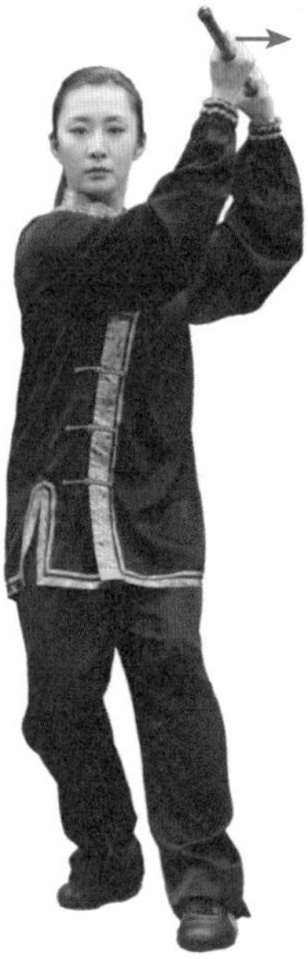

图54

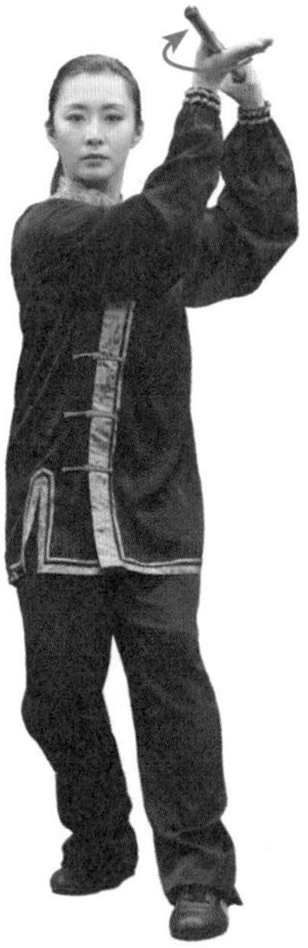

图55

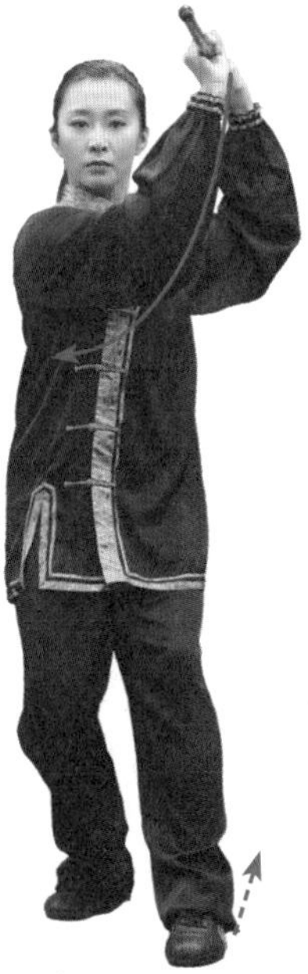

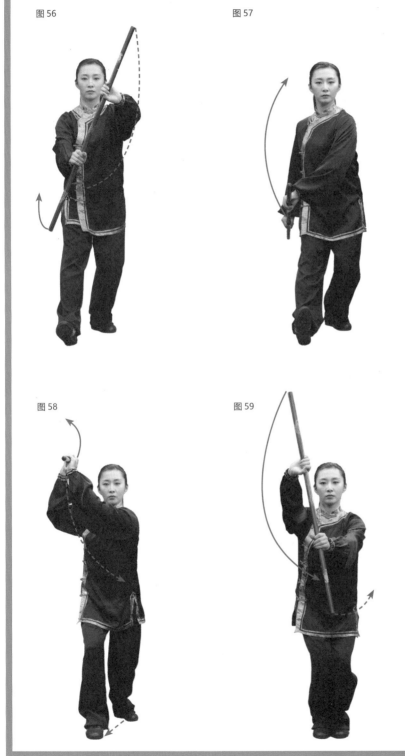

图 56

图 57

图 56、图 57

左脚退步，左腿弯曲，右腿伸直，右脚脚尖勾起，同时两手环握杖经体前画弧至身体右下方。

图 58

图 59

图 58—图 60

两手环握杖向后、向上画弧摆至头右上方，同时左脚回收并拢。随后腰部略微左转，两手环握杖经体前画弧至身体左下方，两膝伸直，似撑船动作。

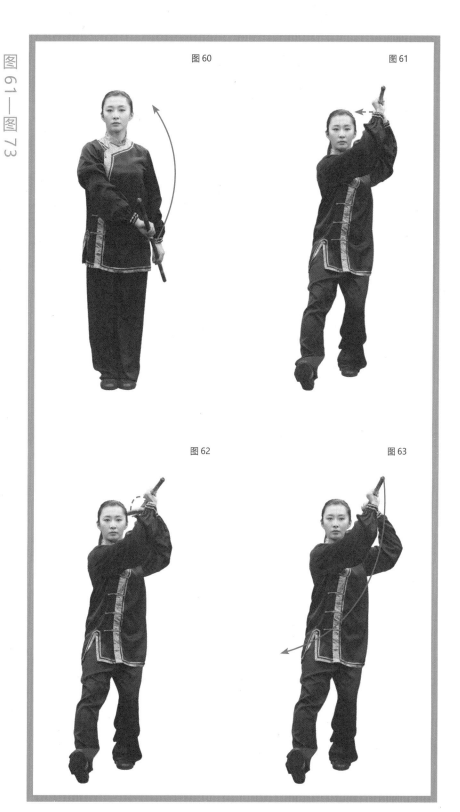

图61—图73

图61—图73动作与图48—图60动作相同，唯方向相反。

图60

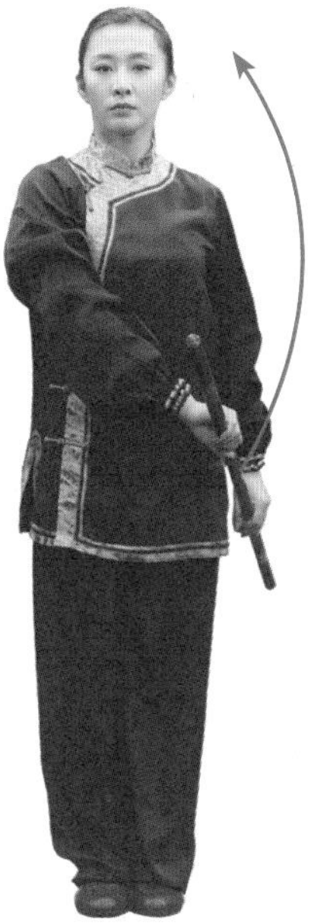

图61

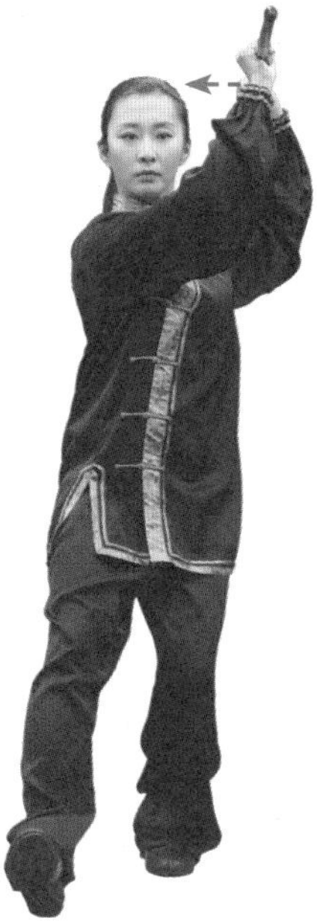

图62

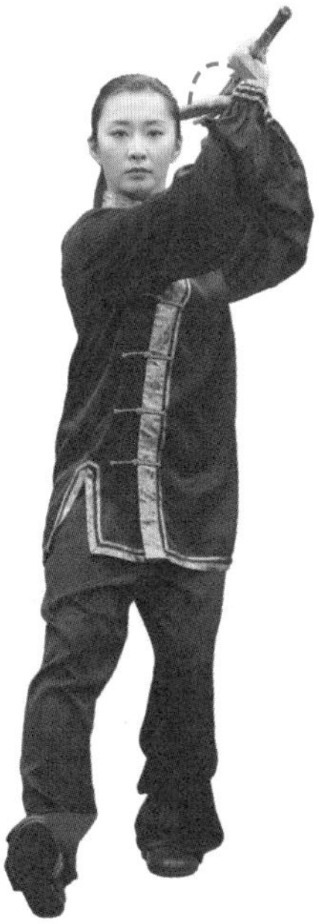

图63

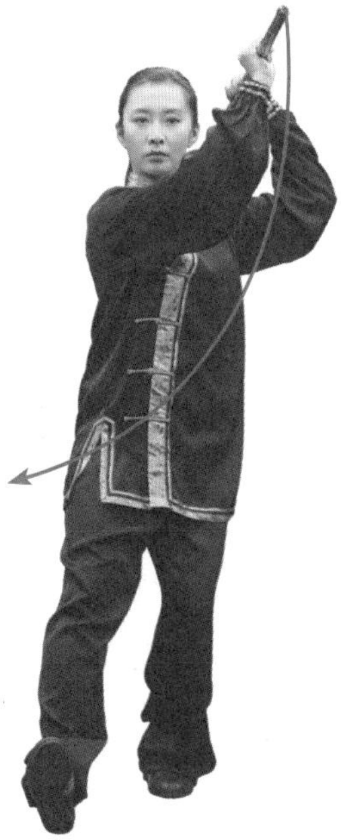

图 64

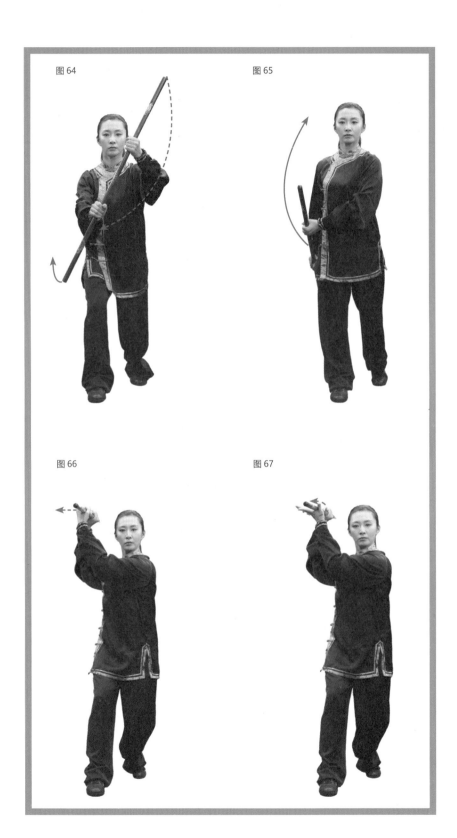

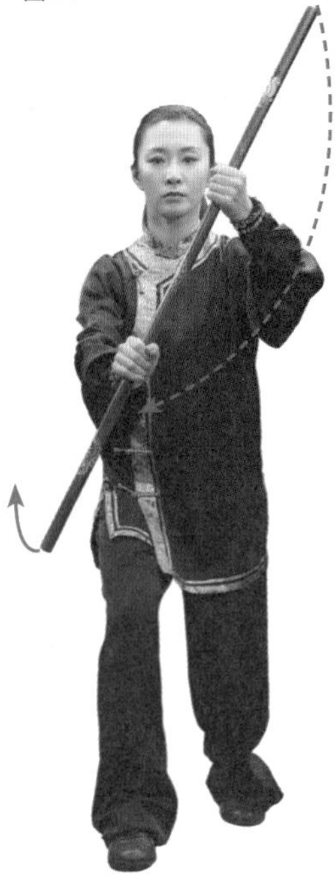

图 65

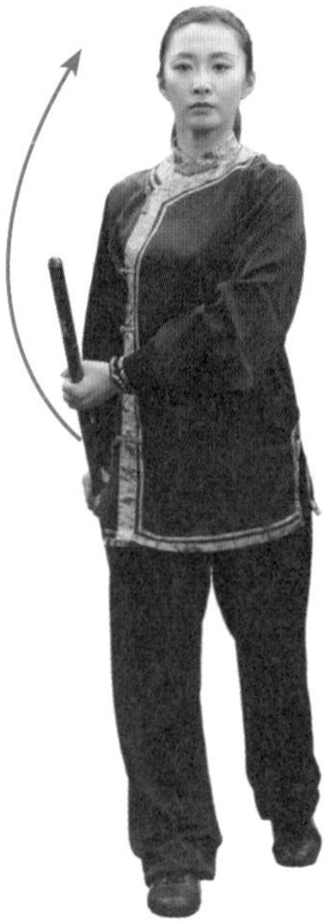

图 66

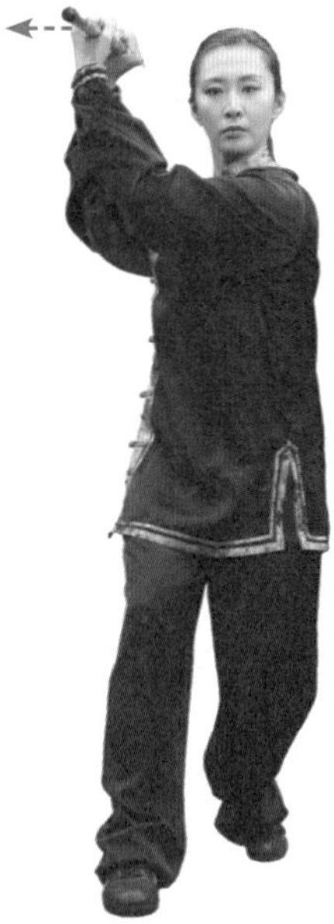

图 67

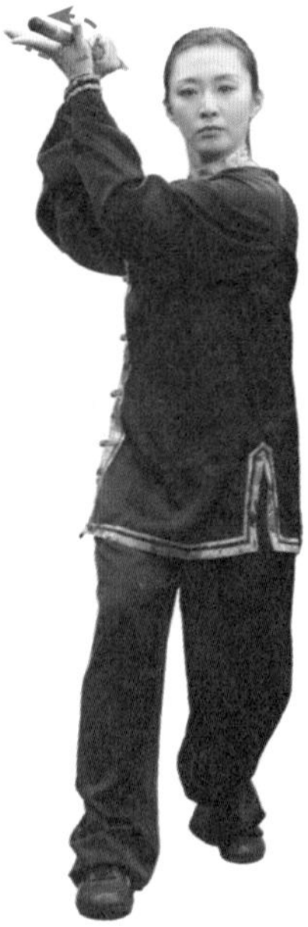

图 68

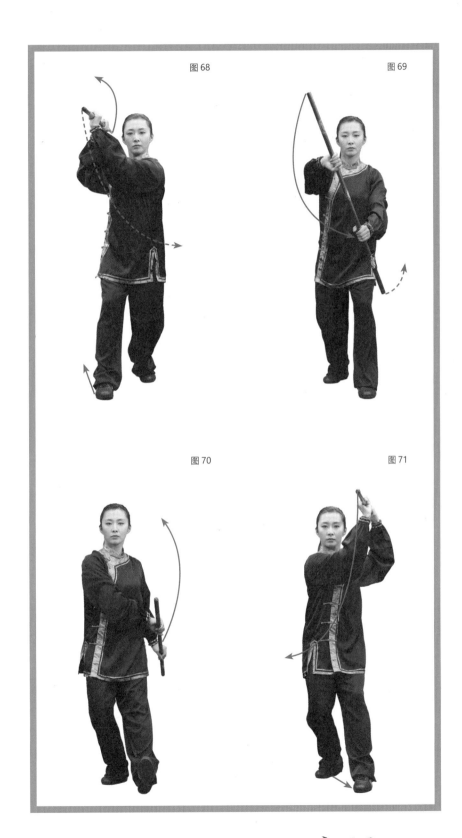

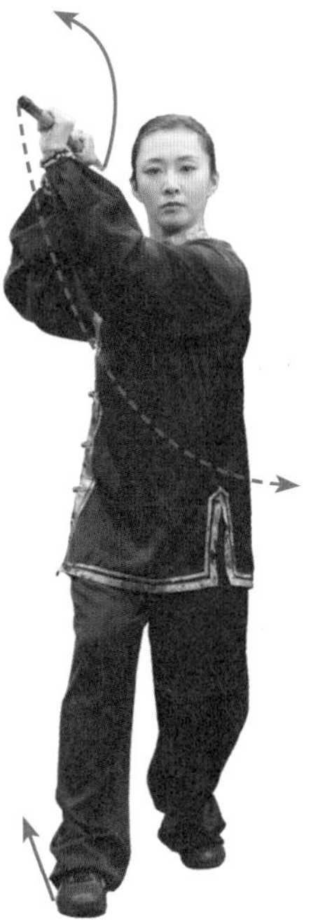

图 69

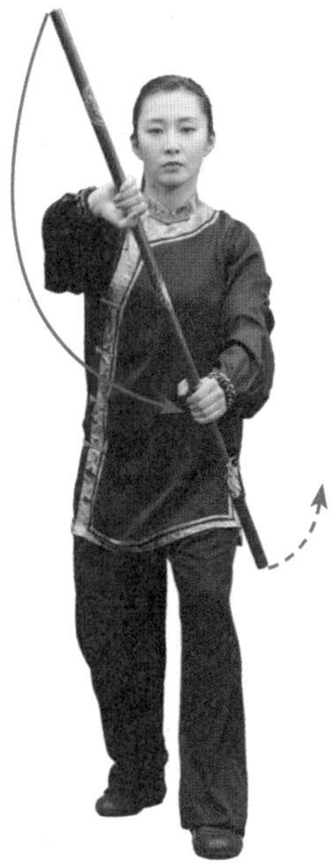

图 70

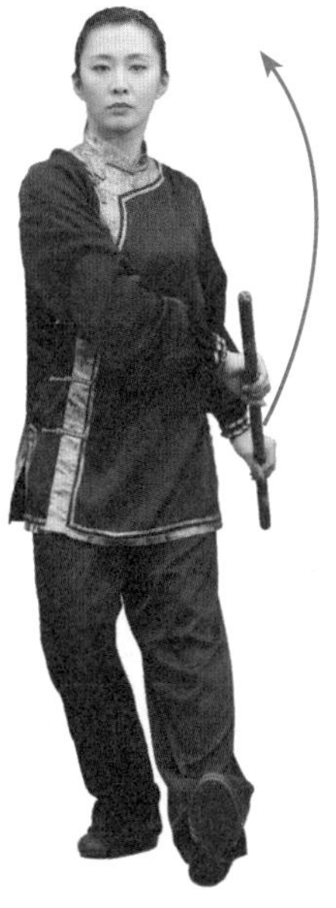

图 71

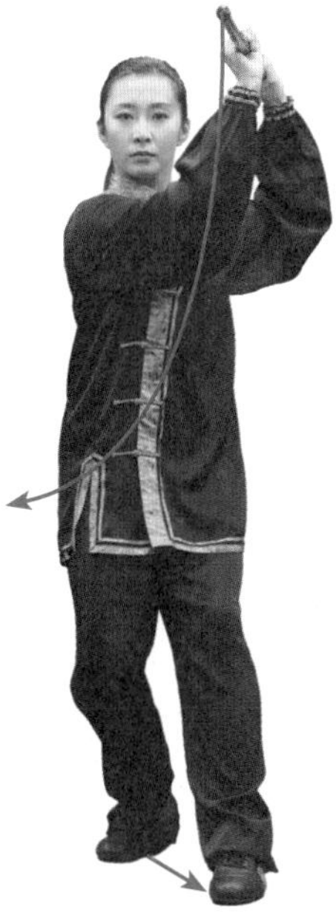

图 72

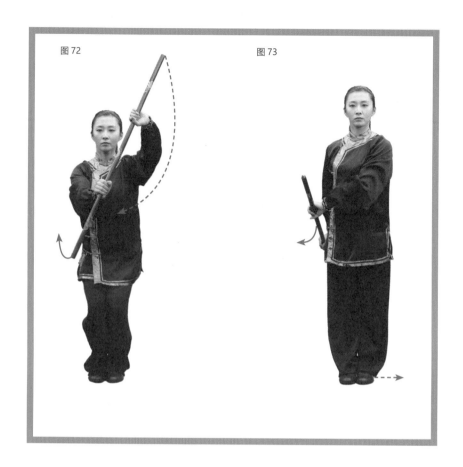

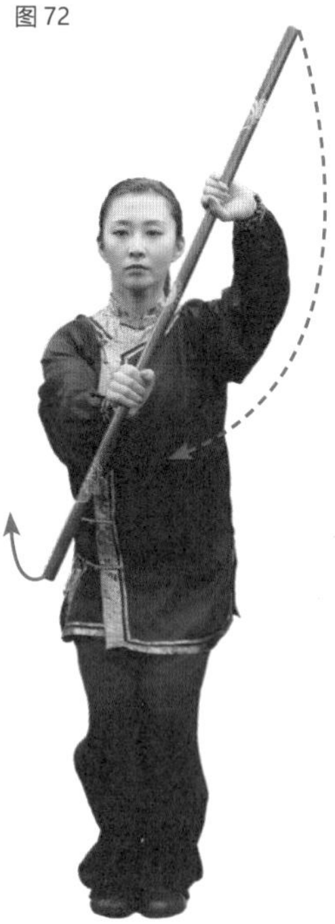

图 73

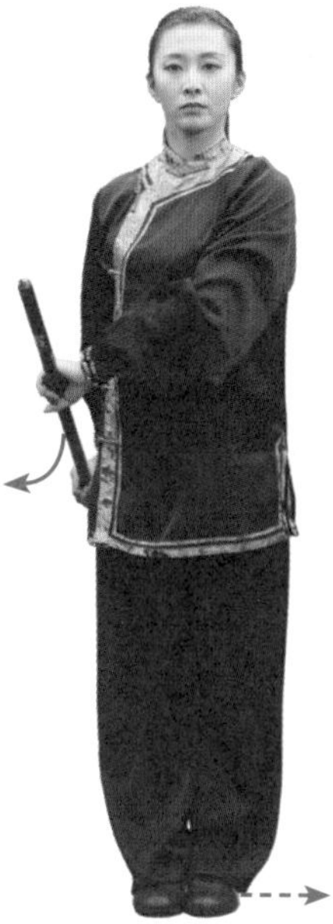

要求

（1）两手环握杖在体侧、体前画圆时应尽量扩大活动幅度，形成一个完整的圆形。

（2）画弧撑杖时，以腰部发力，以腰带臂完成画弧动作。

易错点

（1）做旋腕动作时，手脱离杖。

（2）两手环握杖做撑杖、划杖动作时，未使杖形成立圆。

纠正

（1）做旋腕动作时，掌心紧贴杖。

（2）两手环握杖做撑杖、划杖动作时，有意识地关注杖的运动路线，使其为立圆。

功效

（1）手腕的旋转，对手三阴经、手三阳经有一定的刺激作用，从而对呼吸系统、消化系统、循环系统的疾病有很好的防治效果。

（2）本动作多以肩为中心做圆周运动，扩大了肩关节的活动范围，增强了肩部肌肉力量，可有效预防肩周炎等肩部问题。

3. 风摆荷叶

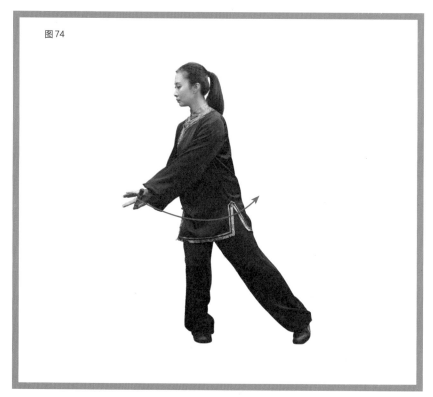

图74

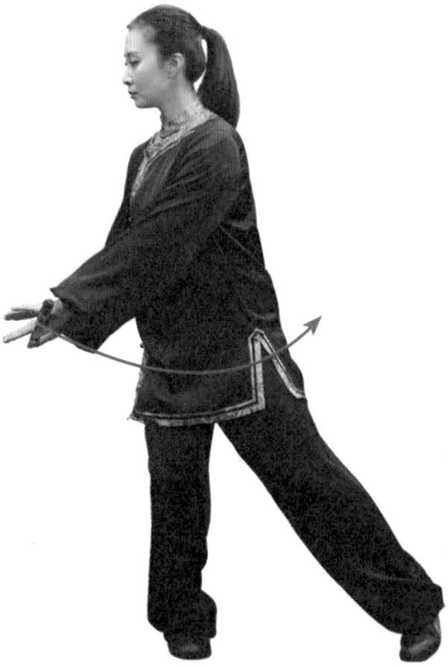

图74、图75

微微屈膝，左脚向左侧迈步，略比肩宽。同时两手由环握状变为夹持状，随后腰部左转，两臂从身体右侧经体前画弧至左前方，目光随杖移动。

图76、图77

两手变夹持状为环握状，手腕向内卷曲，画弧线将杖回收轻贴于腹前，随后腰部右转，两手环握杖引杖至右肩斜后方，目视杖端方向。

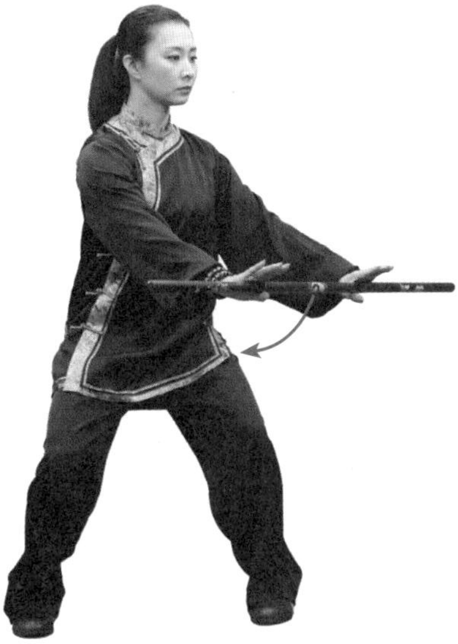

图75

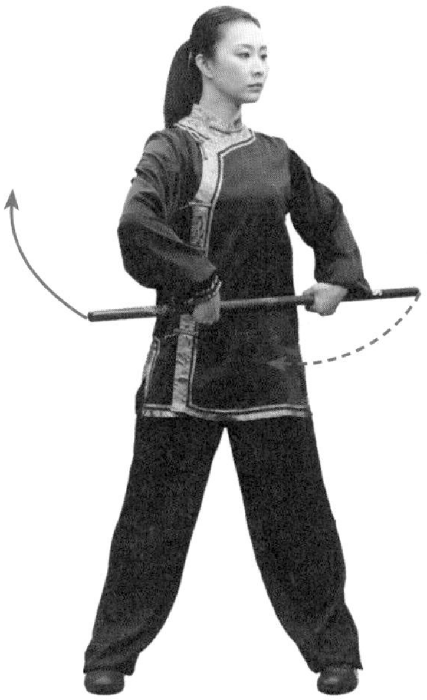

图76

图78

腰部转回正前方，右手屈肘回收，使杖右端向左画弧，回收至胸前，两小臂相贴，同时屈膝半蹲，目视前方。

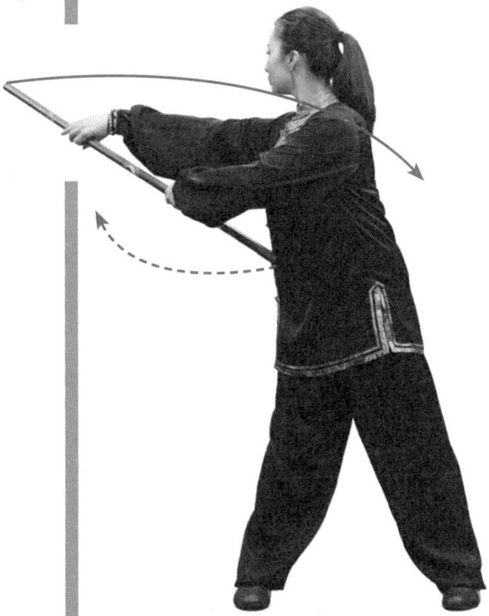

图77

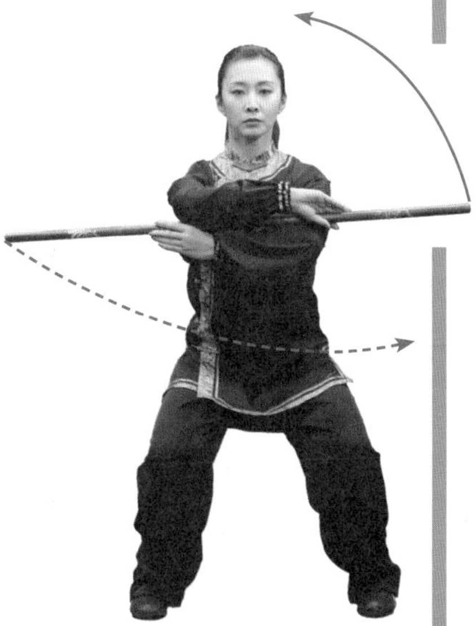

图78

图 79、图 80

两膝自然伸直，两手环握杖向身体左侧画平圆，两臂于身体左侧在同一平面伸直，身体呈侧屈状，眼睛随杖移动，而后两手由环握状变为夹持状。

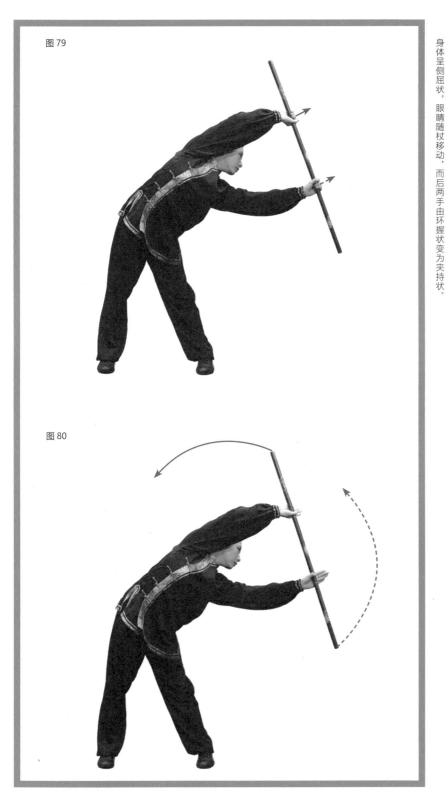

图 79

图 80

图 81—图 83

起身，两手夹持杖弧形上举至头顶正上方，两臂自然伸直，指尖向上，仰头，眼睛看杖。随后两臂屈肘下落至胸前，随即两手翻腕向下摩运至腹部，掌心向下。

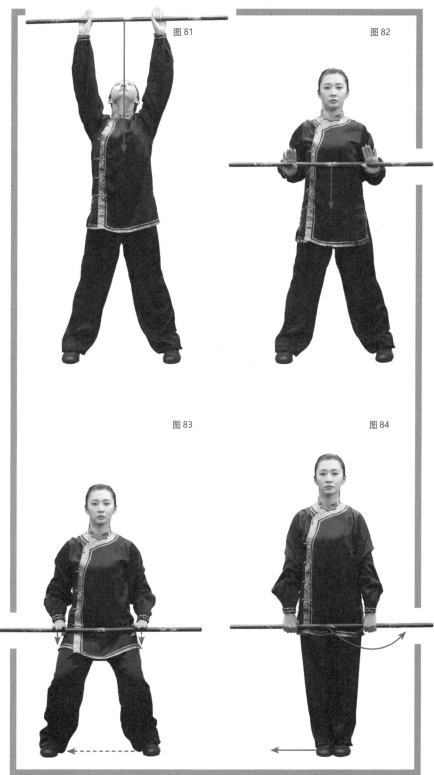

图 81

图 82

图 84

两手由夹持状变环握状，两臂垂于体前，同时左脚回收，并步站立，两膝自然伸直。

图 83

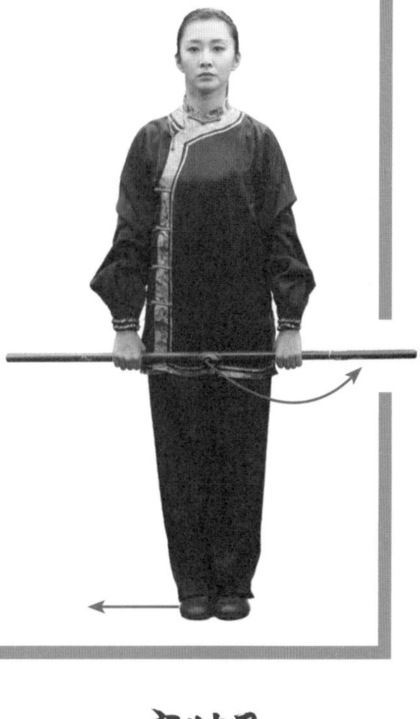

图 84

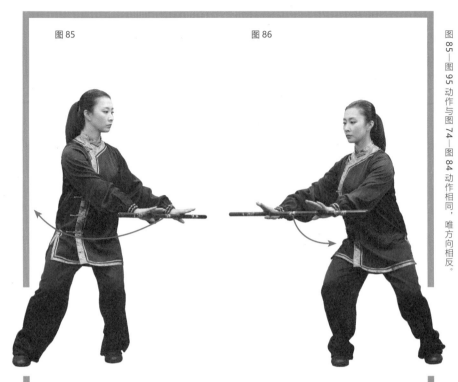

图 85—图 95

图 85—图 95 动作与图 74—图 84 动作相同，唯方向相反。

图 85

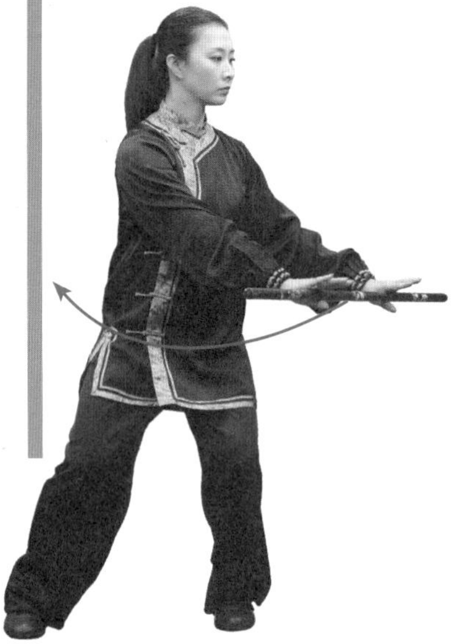

图 86

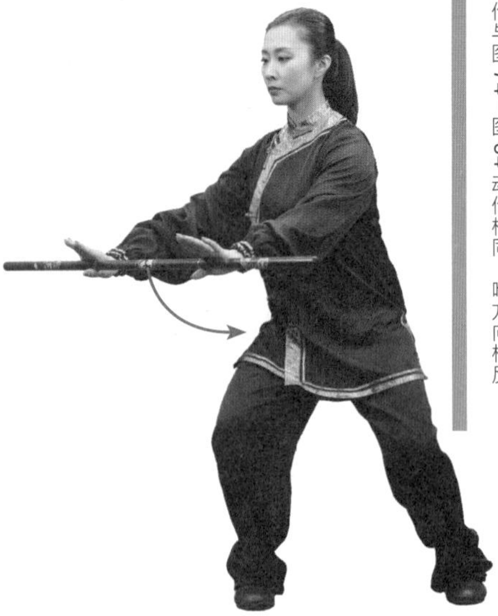

图 87

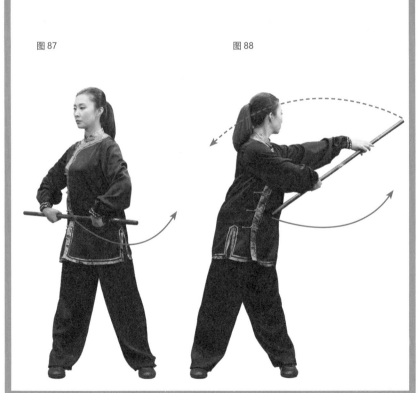

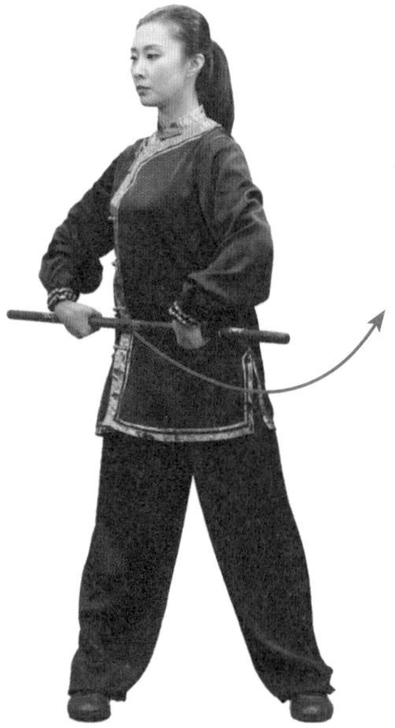

图 88

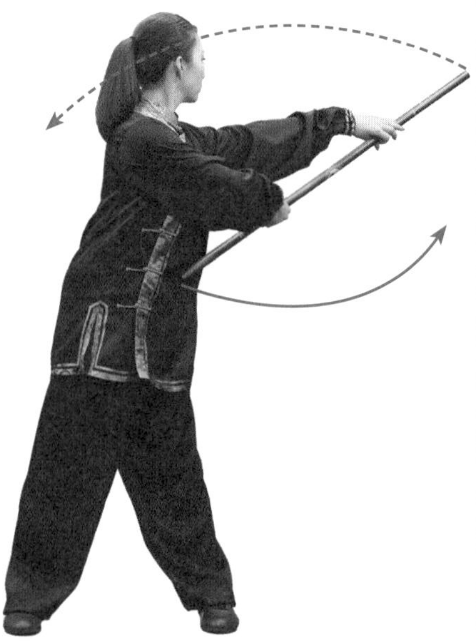

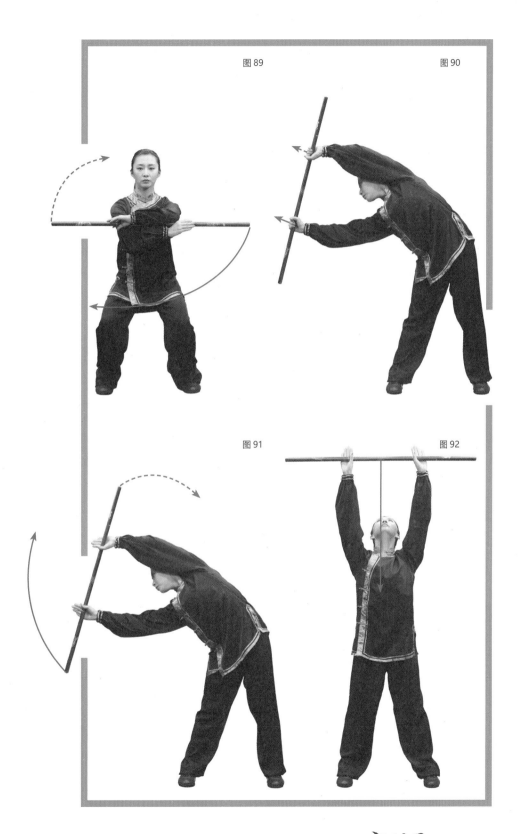

图 89

图 90

图 91

图 92

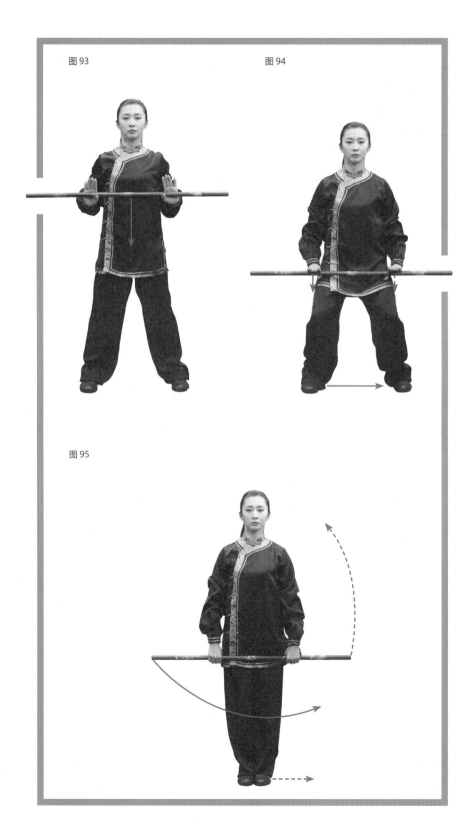

图 93

图 94

图 95

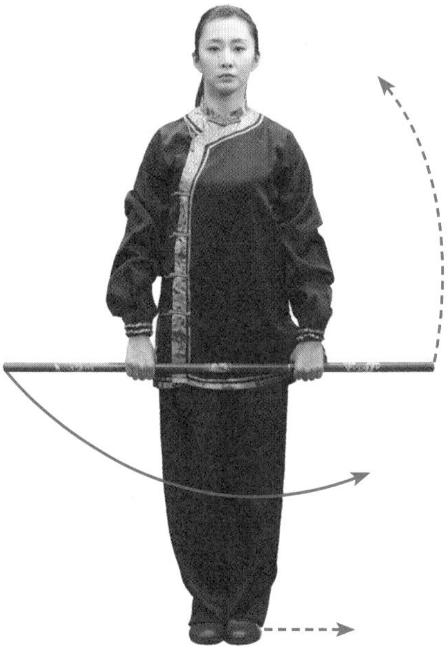

要求

（1）引杖画圆弧时，两臂的动作配合转腰、松肩，协调一致。

（2）摆臂引杖时，目随杖走，注意力集中于杖上，使得身杖合一。

易错点

体侧屈时，一侧手未与腰同高，另一侧臂未贴耳侧，另外，两手未夹持杖。

纠正

进一步规范动作，追求身杖协调、合一。

功效

（1）引杖侧屈能够有效地拉伸体侧肌肉与韧带，同时刺激胆经，促进全身气血运行。

（2）腰部拧转带动手臂引杖画圆，使脊柱左右两侧交替发生挤压与拉伸，可以有效地避免脊柱在形态上的不良变化。

4. 船夫背纤

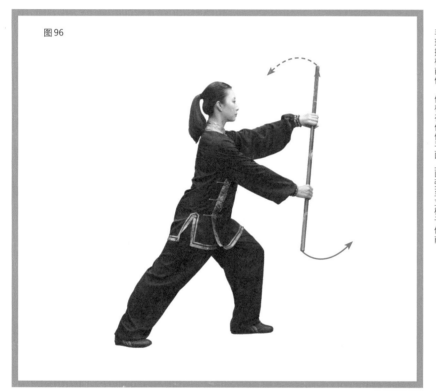

图 96

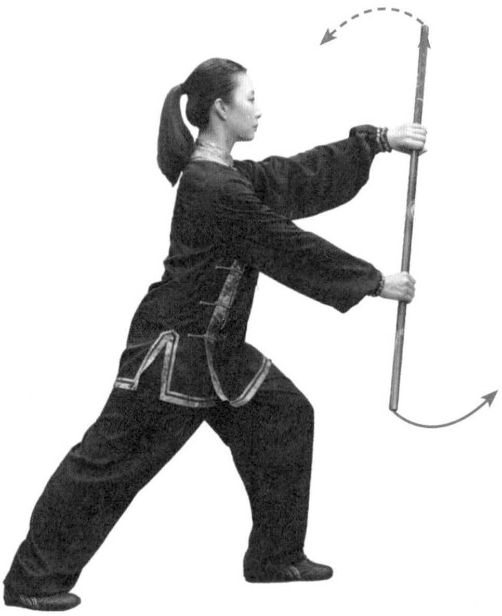

图 96

两腿微屈，身体左转，左脚向左侧迈步，左腿弯曲，右腿蹬直，成左弓步。同时两手环握杖前伸，使杖在体侧平面上画弧至立杖于体前。

图97、图98

左手滑杖至杖端（具体位置视臂长而定），屈肘回收，使杖继续画弧，至腋下时摩运至腰间，右手随之弧形上举。

图97

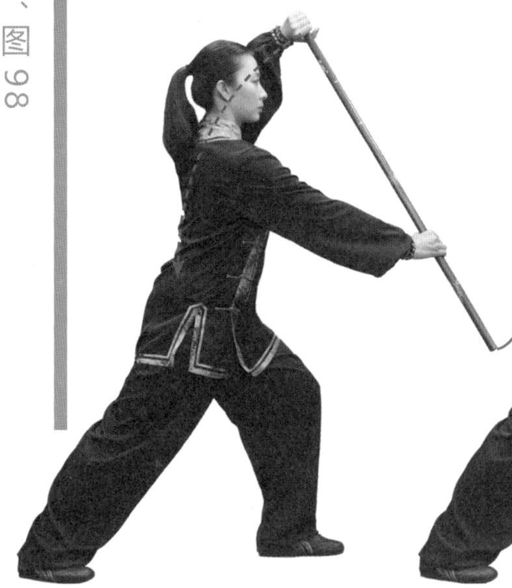

图98

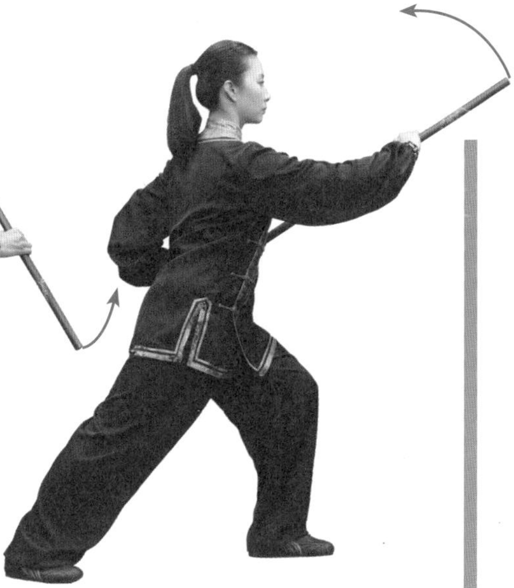

图99—图101

两手继续画弧，左手向下，右手向上，右手同时滑杖至杖右端（具体位置视臂长而定）。随后右手摆至头顶斜上方时，身体微微右转，右手屈肘回收，使杖右三分之一处贴颈椎，以此为轴，继续画弧至杖水平，使杖压在两肩上，两手环握杖向右摩运，至颈椎位于两手中间，同时左脚脚跟不动，脚尖内扣，至两脚尖正向前，重心回正，两腿伸直。

图99

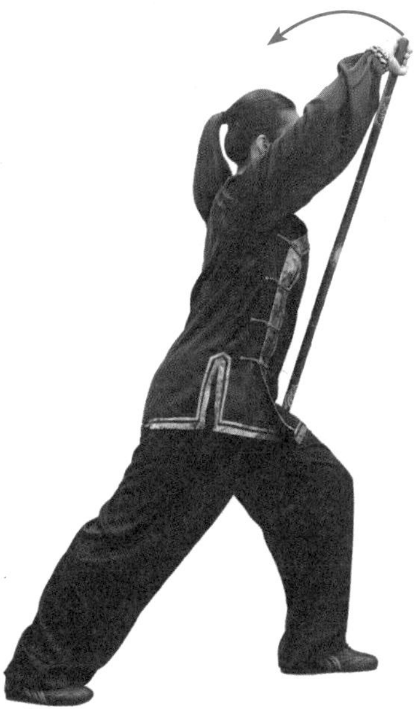

图100

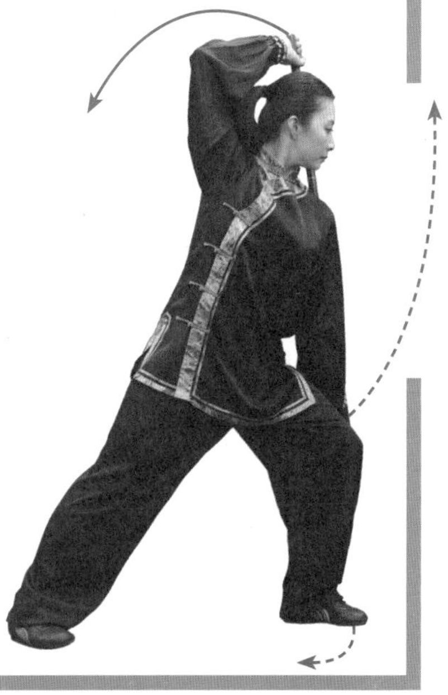

图102、图103

两手环握杖继续向右摩运至杖左三分之一处，身体右转，两手环握杖两端，以颈椎为轴画弧，右手向下，左手向上。重心左移，右脚外旋，而后右腿弯曲，左腿蹬直，成右弓步。接着腰部继续向右拧转，两手环握杖画弧至杖水平，杖左端三分之一处压在左肩肩井穴上，目视杖右端方向。动作稍停。

图104—图108

左手上举，使杖从头顶绕至体前，而后左手下落回收，使杖贴于右臂。接着左手继续下压，右手随之向上，身体随之左转，右腿蹬直。重心左移，右脚脚尖内扣至两脚尖朝前，同时两手继续画弧，至腹前时，左手滑杖至杖左三分之一处，而后左手向左引杖，右手滑杖至杖右三分之一处。

图101

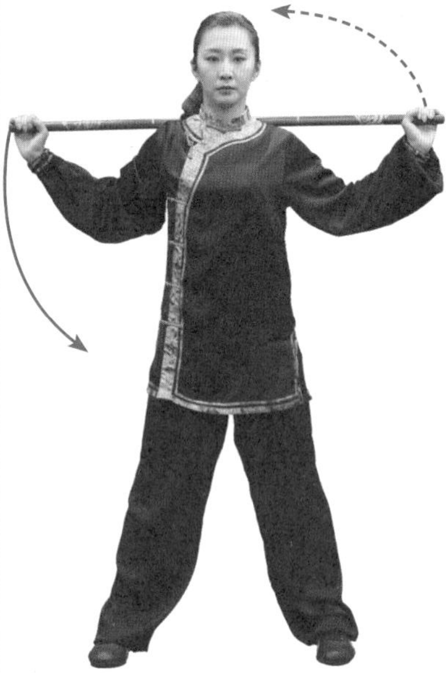

图102

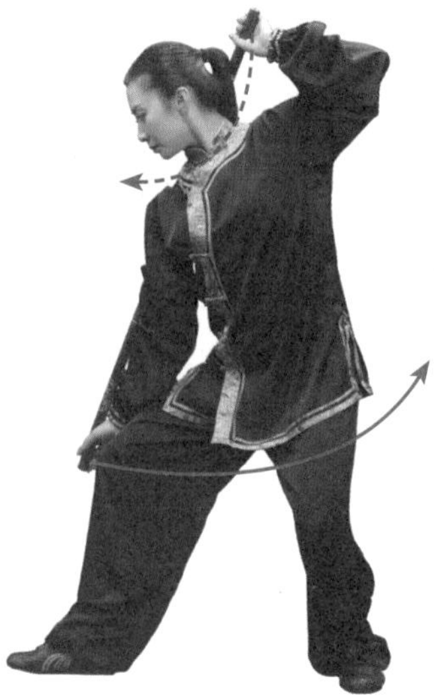

图103

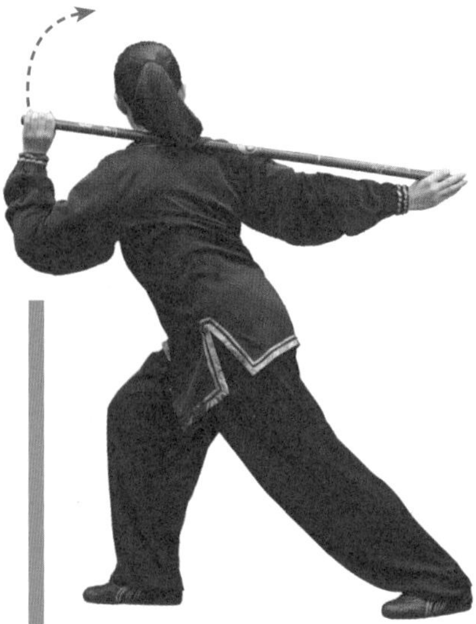

图104

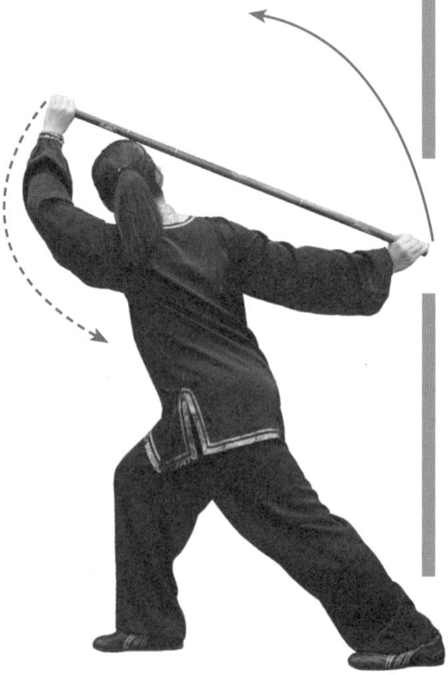

图105

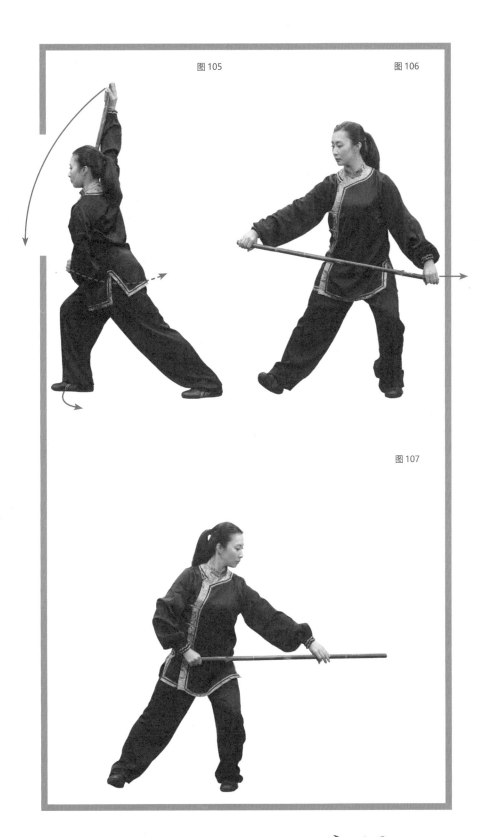

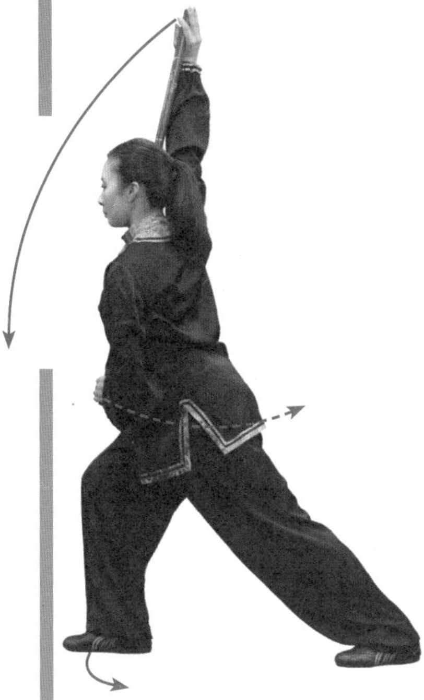

图106

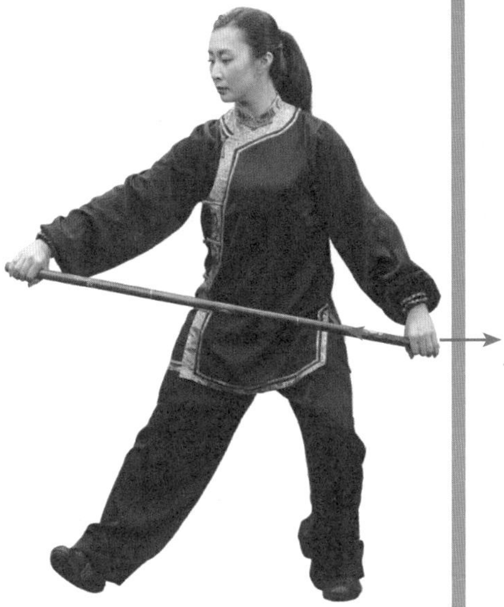

图107

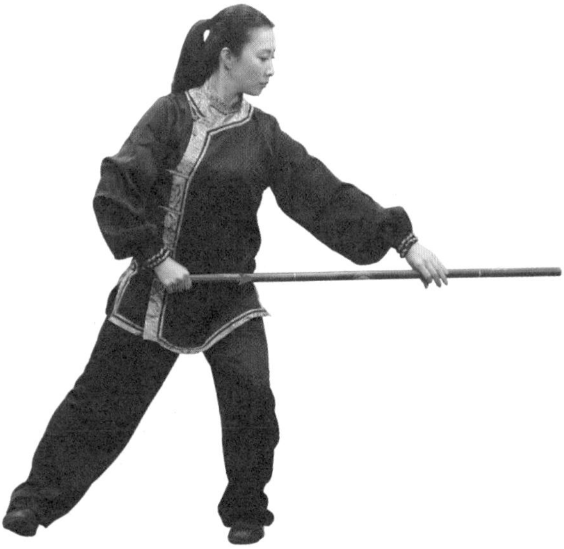

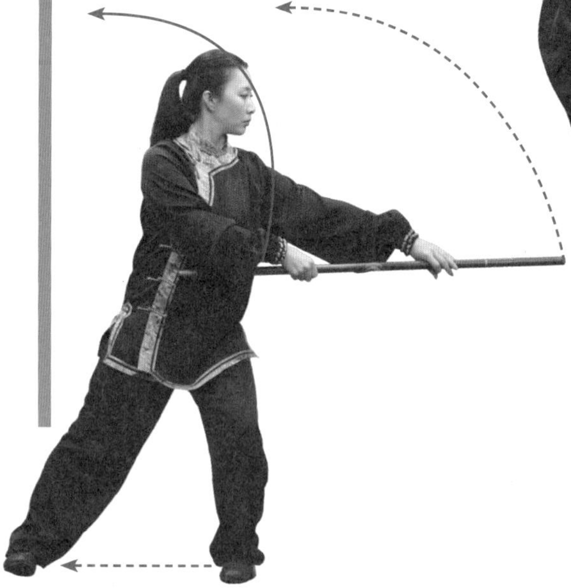

图 108

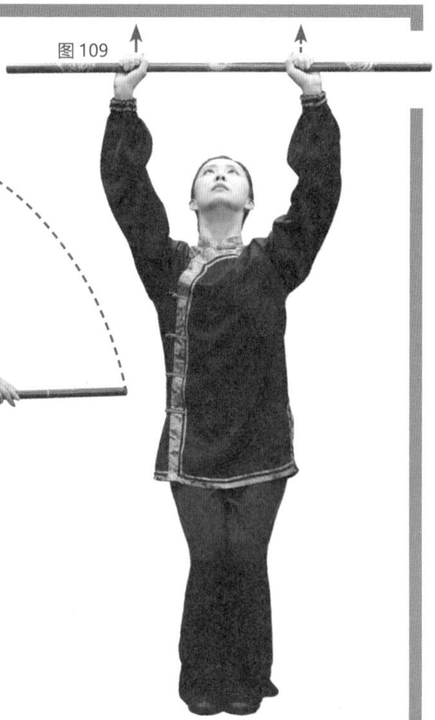

图 109

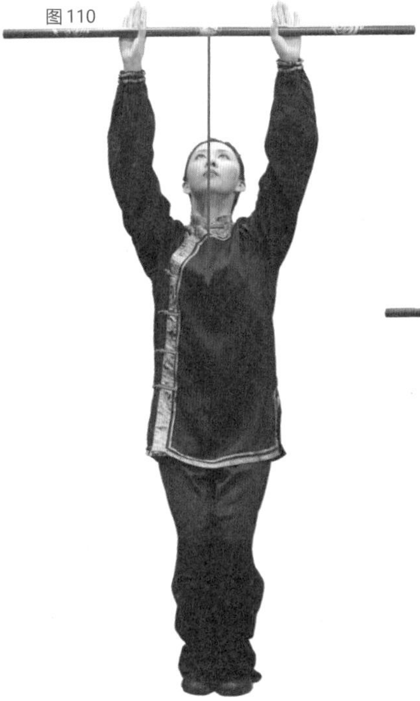

图 110

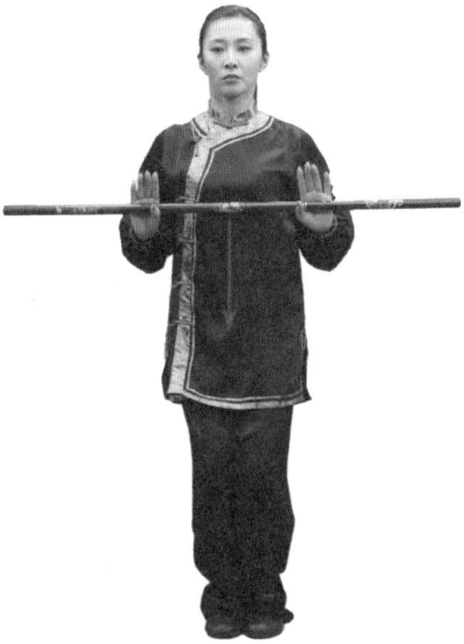

图 111

图 109、图 110

两手环握杖经左侧向上画弧至头顶，然后变夹持状，目光随杖移动，随后重心右移，收左脚并步屈膝。

图 111、图 112

两臂屈肘下落至胸前，然后两手向下摩运至自然垂落于体前，两手由夹持状变环握状，两膝伸直。

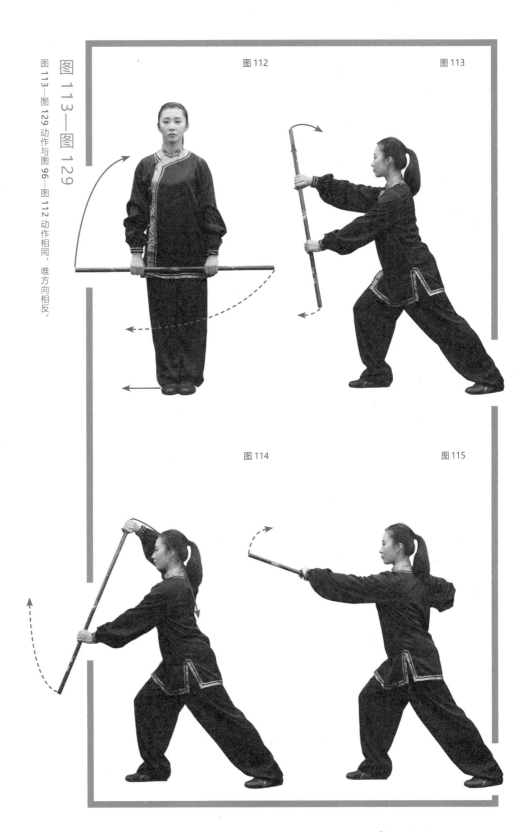

图113—图129

图113—图129动作与图96—图112动作相同，唯方向相反。

图112

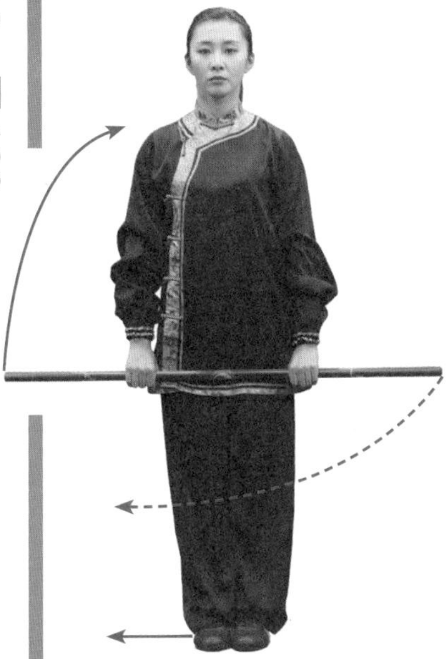

图113

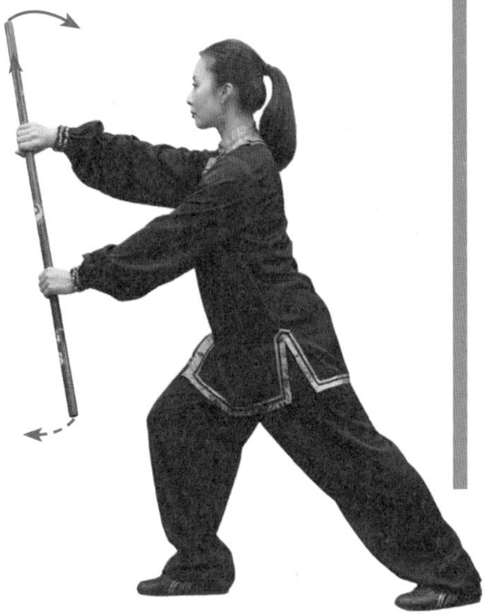

图114

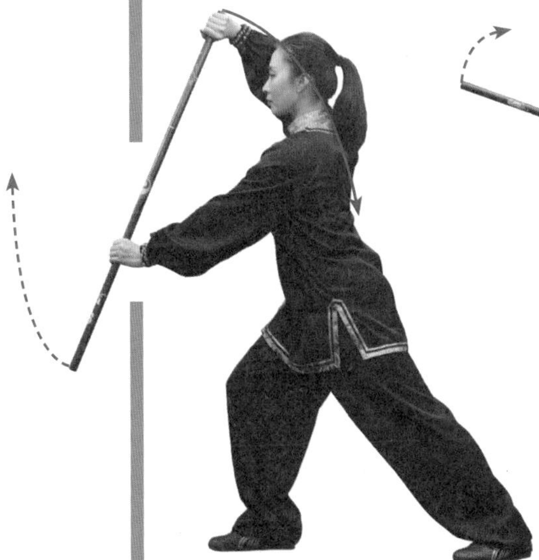

图115

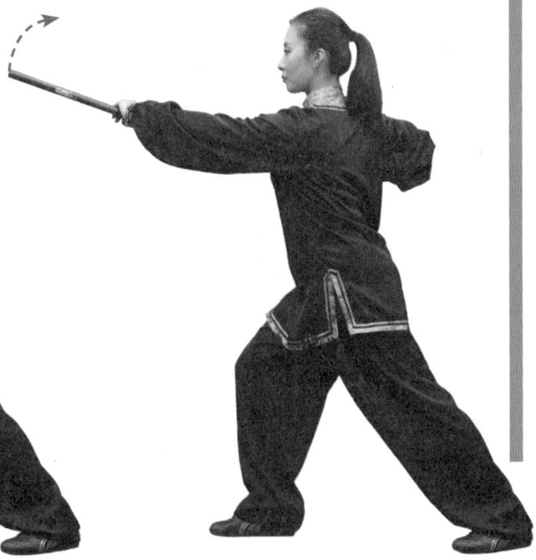

图 116

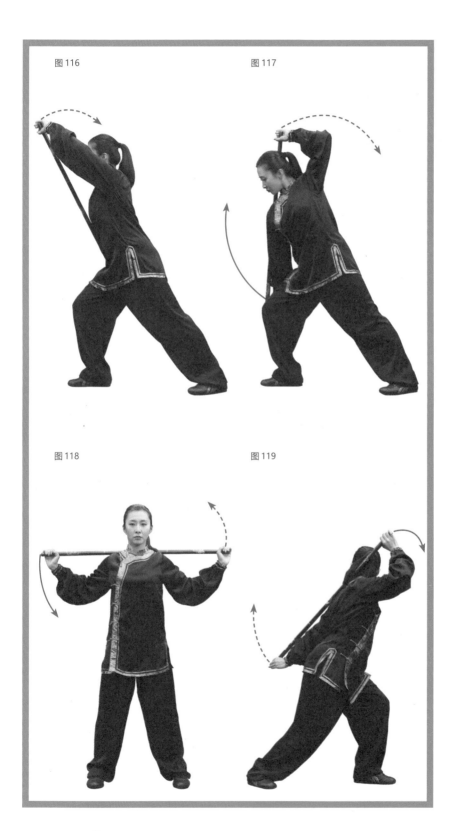

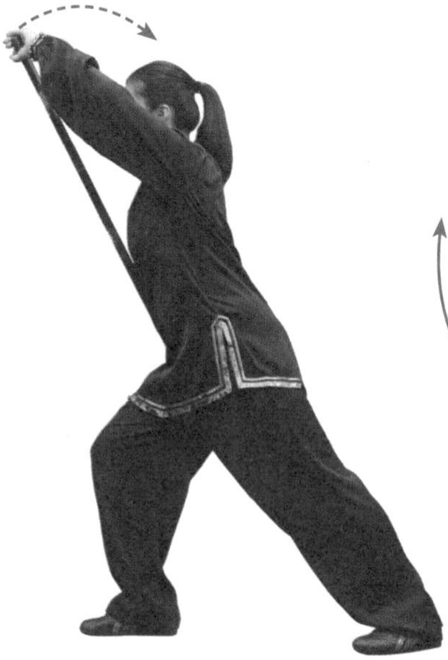

图 117

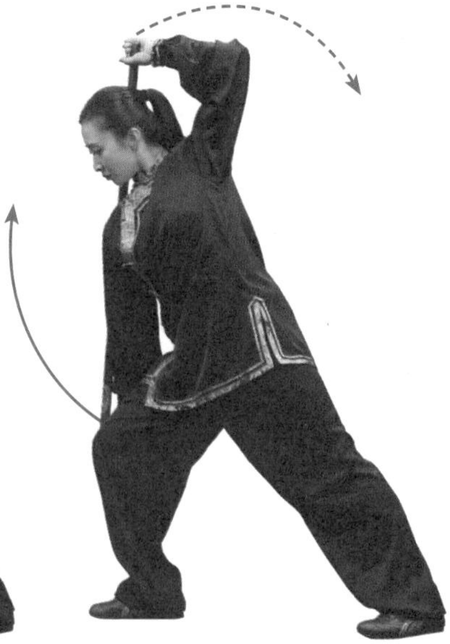

图 118

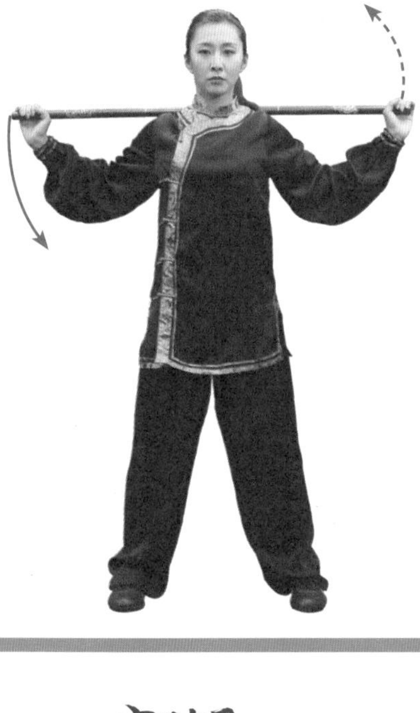

图 119

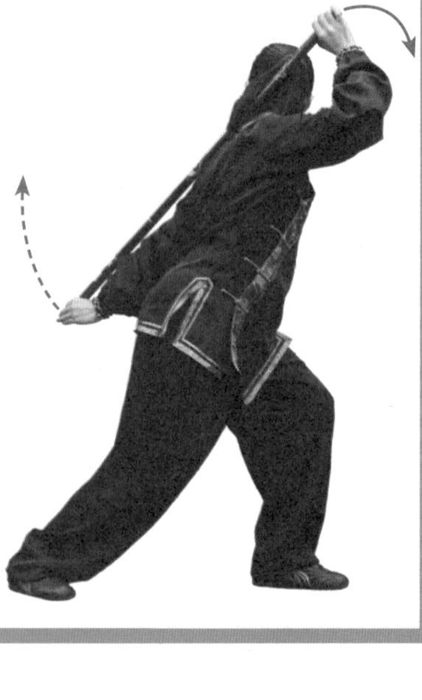

图 120

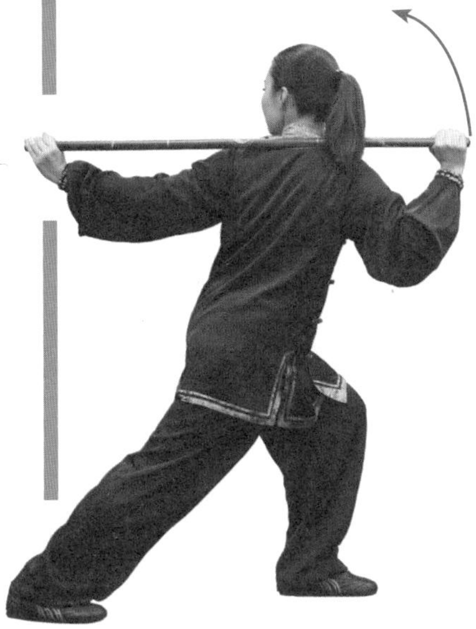

图 121

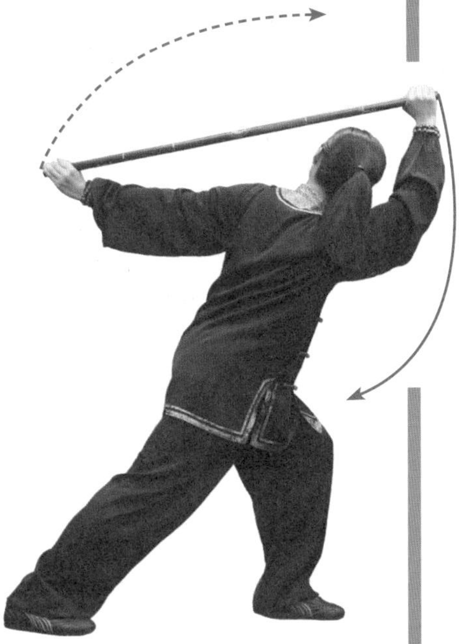

图 122

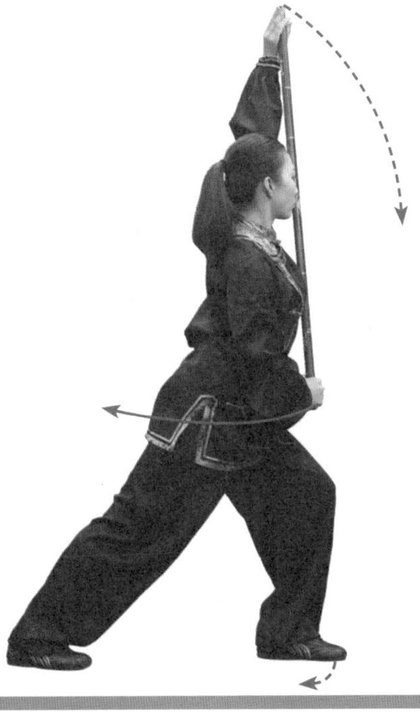

图 123

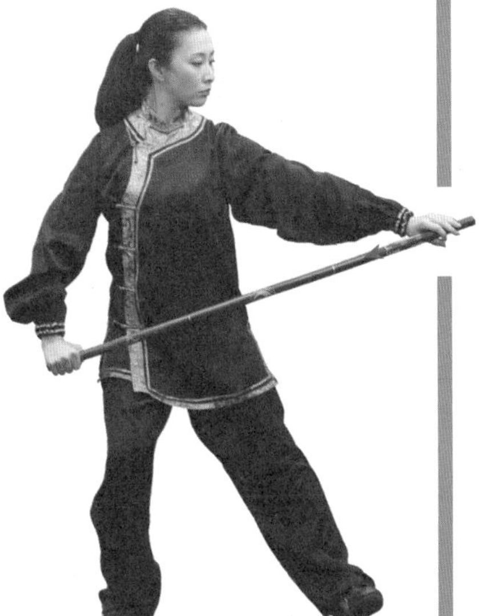

图124

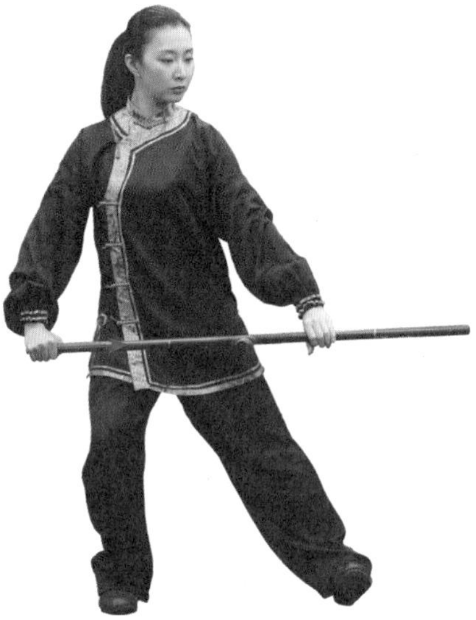

图125

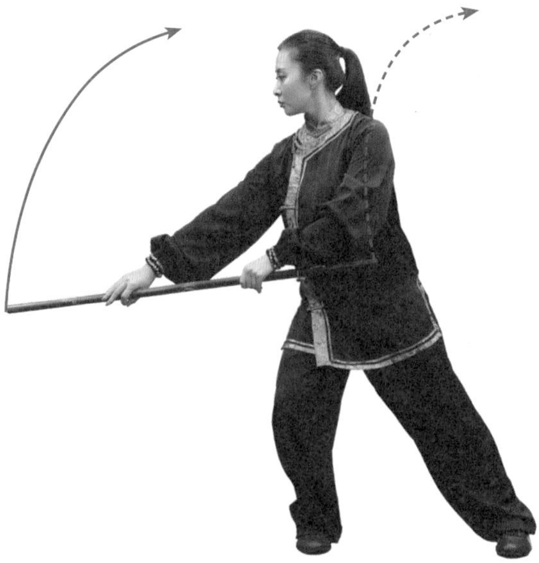

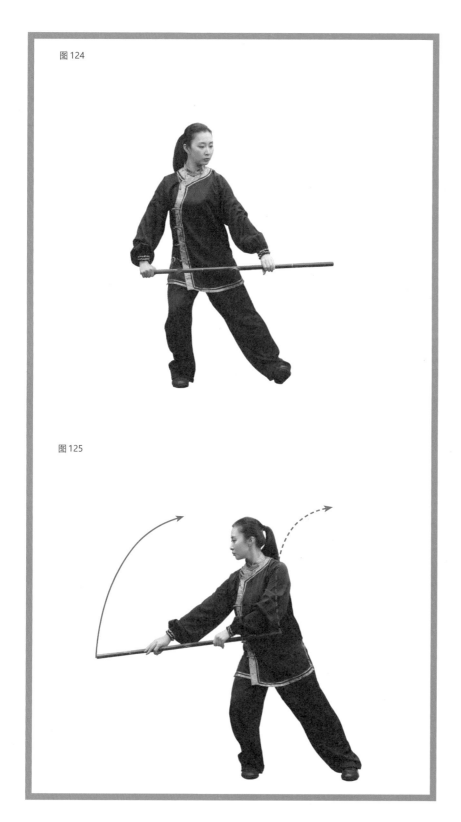

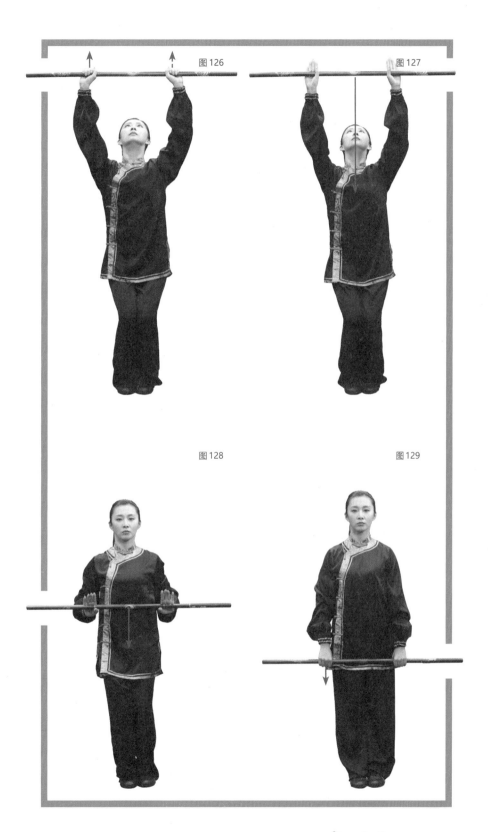

图 126

图 127

图 128

图 129

要求

（1）两手滑杖的位置视自身臂长及肩部柔韧性而定，但应注意保持两手与杖端距离相等。

（2）引杖画弧时，注意配合腰部的拧转，以腰带臂，使得杖的移动路线圆滑流畅。

易错点

背杖时，后腿未伸直，脚跟拔起，未按压肩井穴，动作未稍停。

纠正

背杖时，后腿蹬直，脚跟落地，以加强腰背拧转的幅度，杖要压在肩井穴上，动作保持片刻，以增强养生效果。

功效

（1）通过多次转头动作，可以有效刺激大椎穴，缓解颈部僵硬。

（2）两手背杖于肩部并按压肩井穴，可以牵引、按摩肩部肌肉，促进气血运行，缓解肩背部的疼痛症状。

（3）拧腰背杖的动作，增大了腰部、髋部的活动幅度，增强了身体的柔韧性及灵活性。同时，蹬地、伸膝、转腰的动作能有效刺激带脉以及足三阴三阳经，从而促进气血运行，强腰固肾。

5. 神针定海

图 130—图 135

左手保持环握状，右手五指自然伸直，外旋成托杖，同时左脚向左侧迈步，两脚间距略比肩宽。接着两手引杖，按照左、上、右的顺序画圆，使杖收至腹前，左手按、右手托，屈膝半蹲。

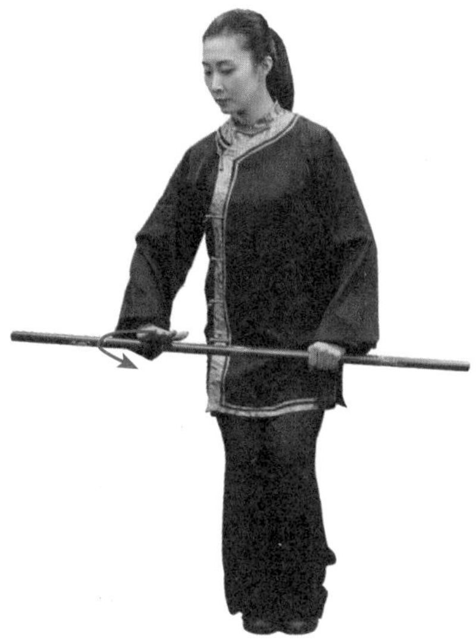

图 130

图131

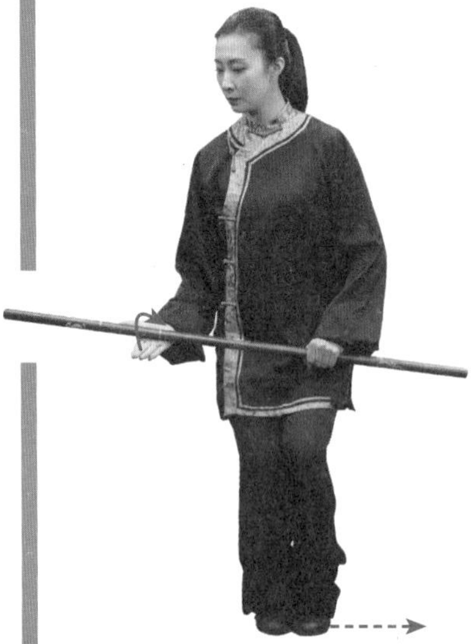

图132

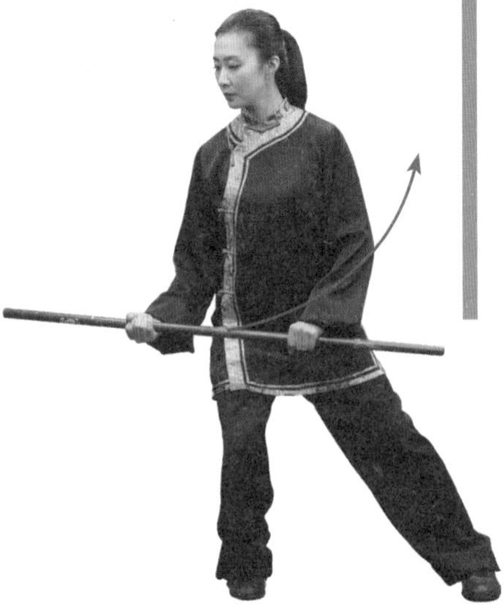

图133

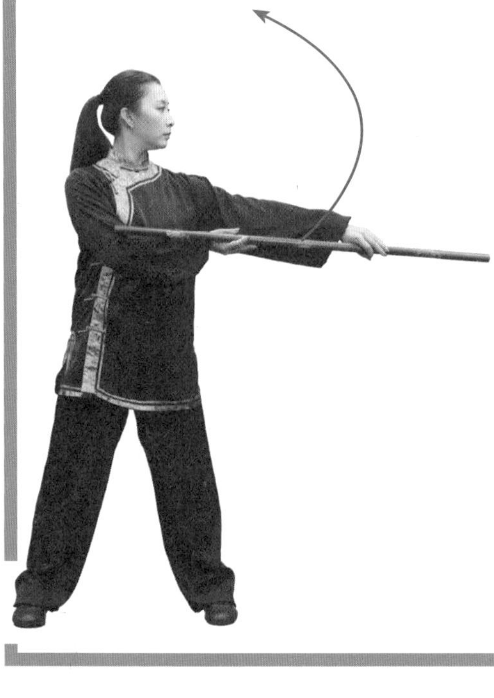

图134

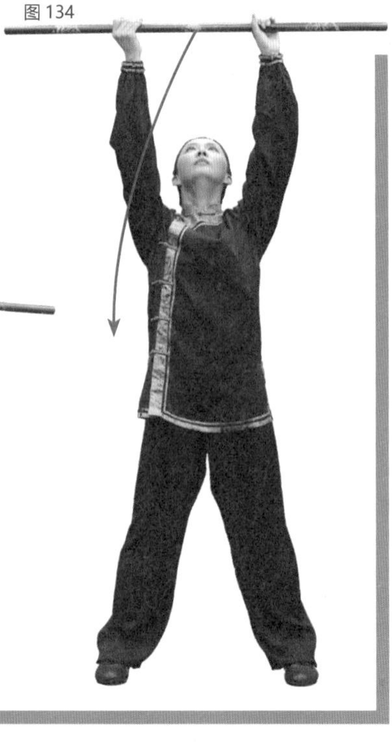

图136—图138

两膝伸直，两手环握杖向右转腰，使杖左端从左腋下穿过至胸前，随后两手变为夹持状。接着左脚脚尖外展，右脚脚后跟蹬，同时向左转腰，两手夹持杖从右侧经体前画弧，转至左侧，左手在上，右手在下。

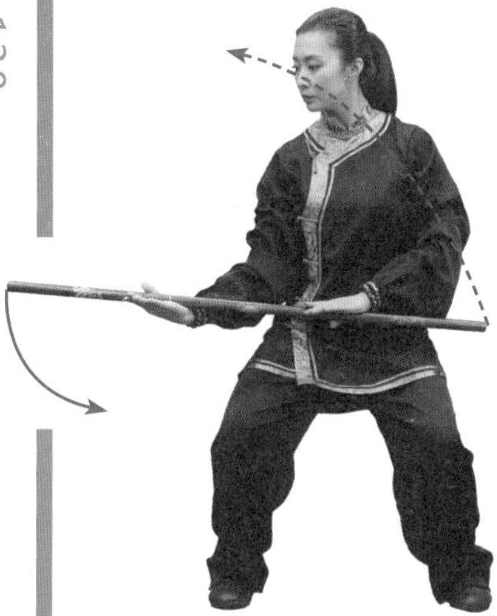

图135

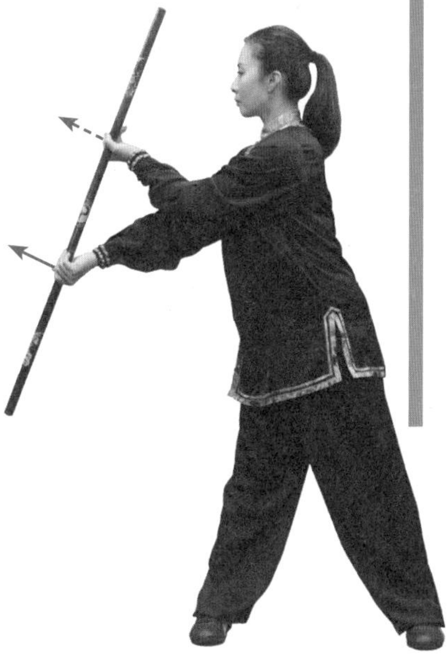

图136

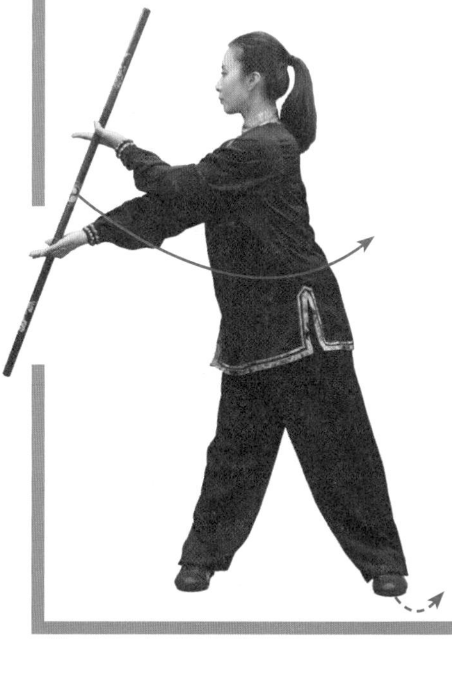

图137

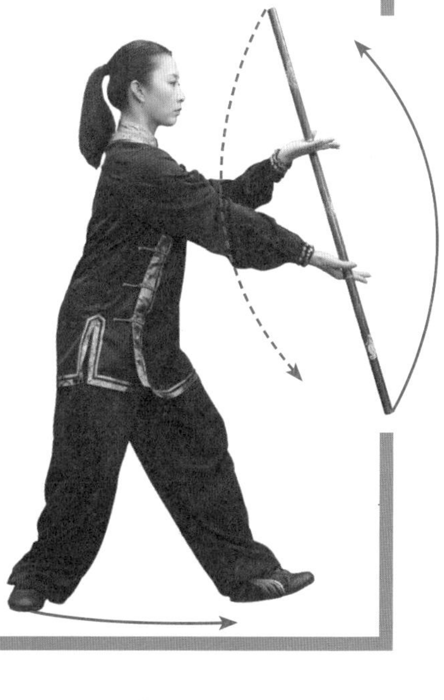

图138

图139

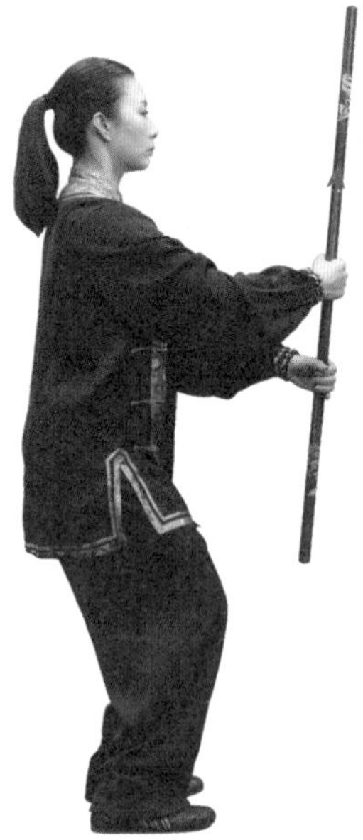

图140

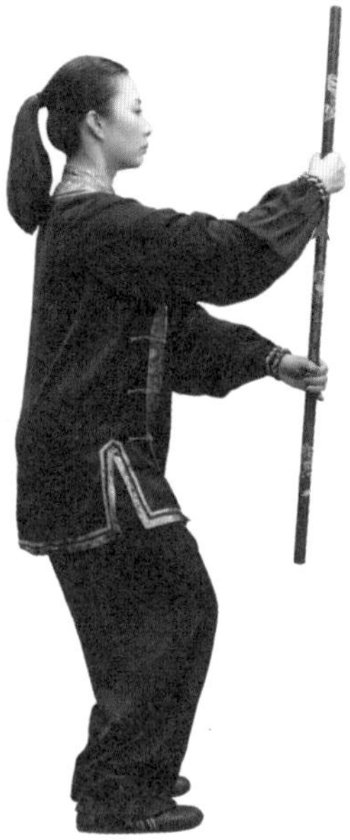

图141

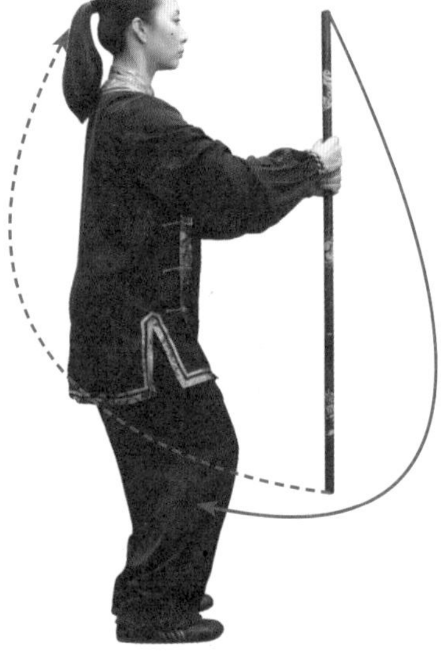

图142

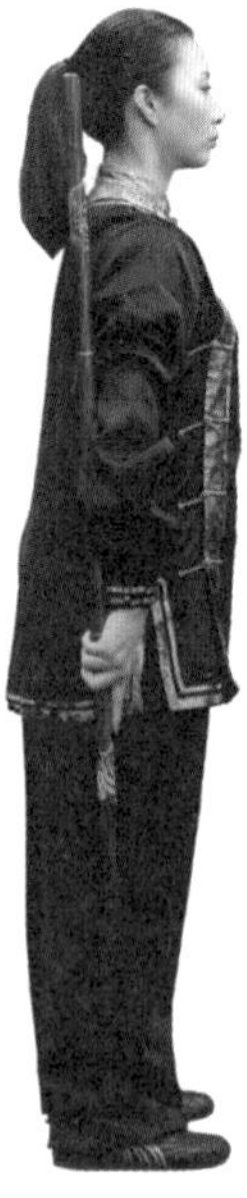

图139—图141

右脚前迈，与左脚同一平面，两脚间距与肩同宽，两膝微屈。左手从小指开始依次旋握，手腕内旋并屈腕，使杖左上端经面前画弧向下，杖下端随之向上，使杖垂直立于体前，两手转为环握状。接着右手向上滑杖至杖右端三分之一处，左手与腰同高，而后左手环握杖向上滑杖至两手相触，目视右手。

图142

两膝伸直，右手食指贴杖，两手分开，左手落于体侧，右手持杖，使杖下端从下向后、向上画弧，使杖贴于右臂后侧。

图 143、图 144

左手外旋，向左前方托掌，掌心向上，至与肩同高时，翻掌回收，经面前向下按掌至腹前，同时膝盖微屈。

图 143

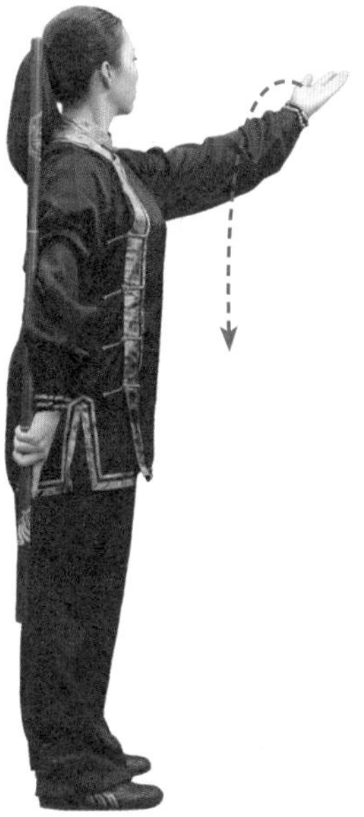

图 144

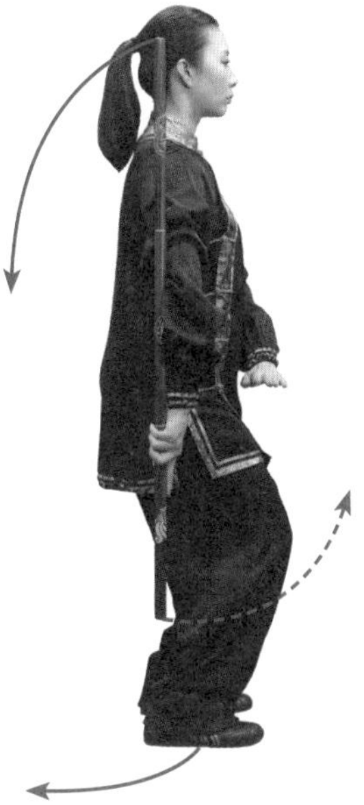

图 145

右腿后退，左手接杖。

图 146—图 158

图 146—图 158 动作与图 132—图 144 动作相同，唯方向相反。

图 145

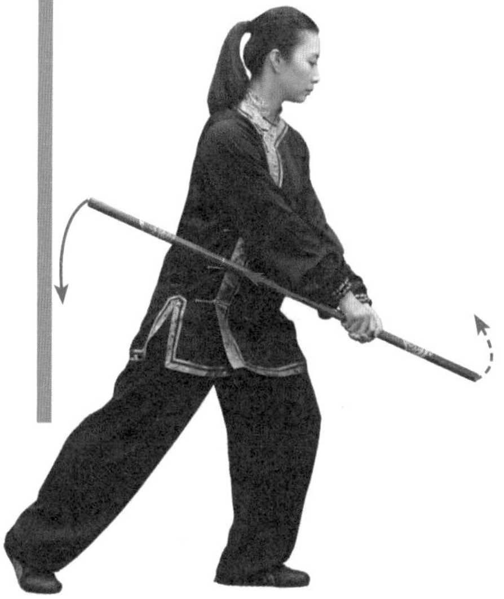

图 146

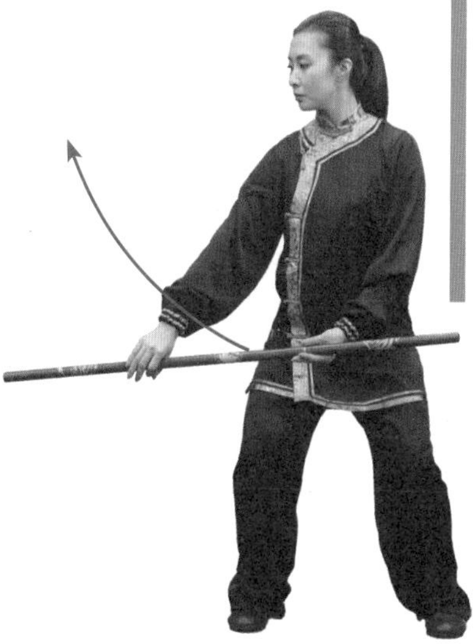

图147

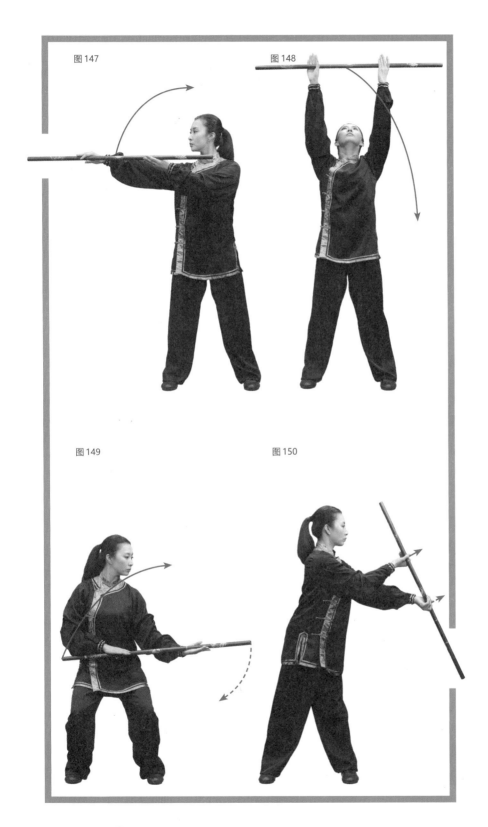

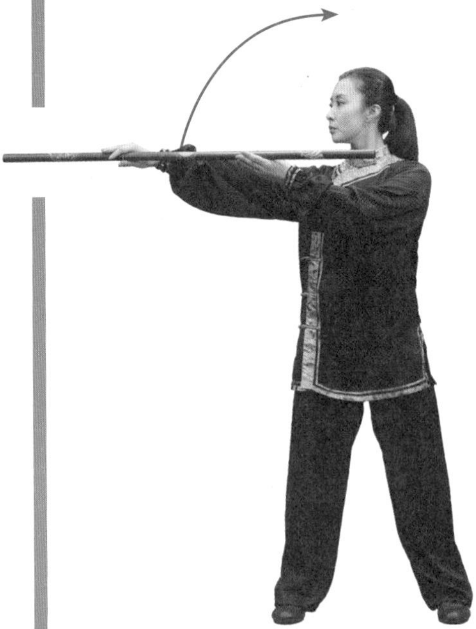

图148

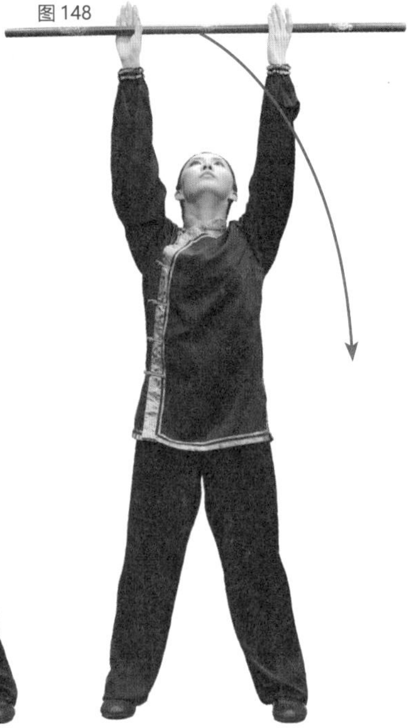

图149

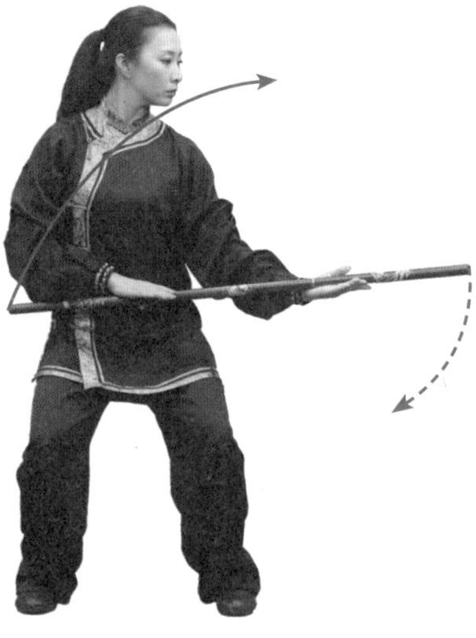

图150

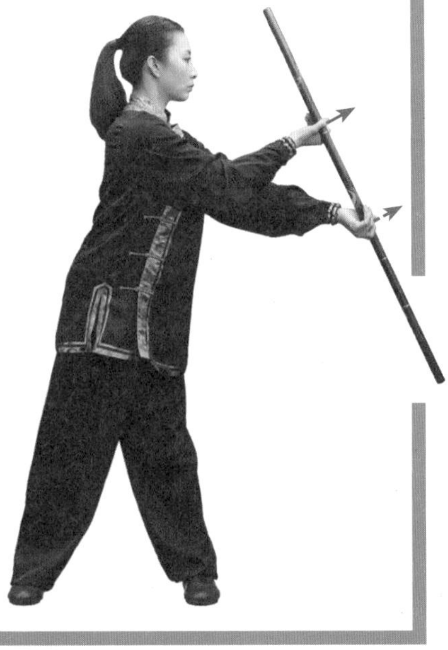

图151

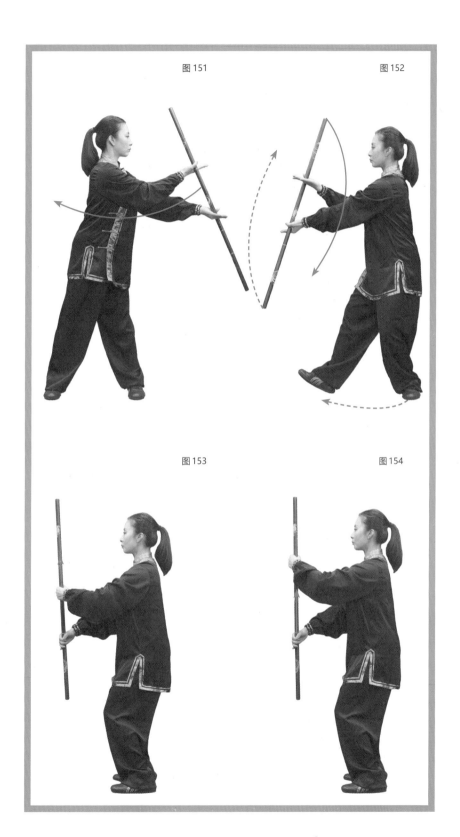

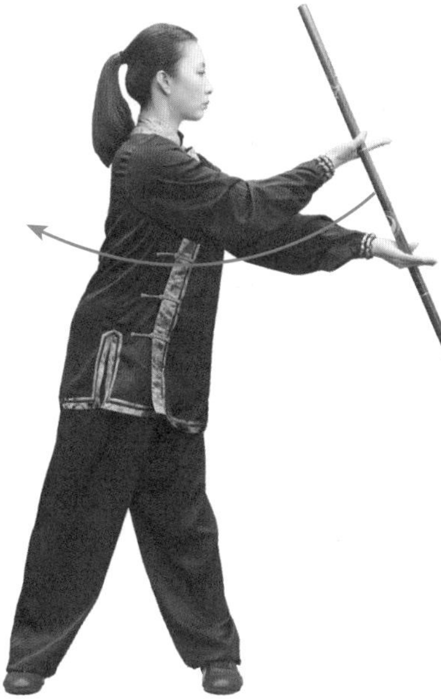

图152

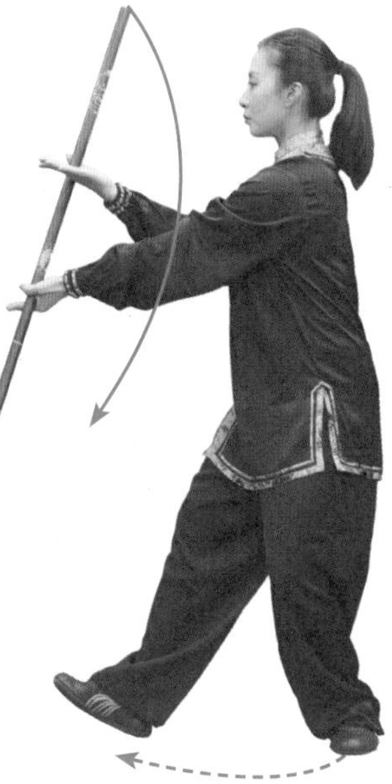

图153

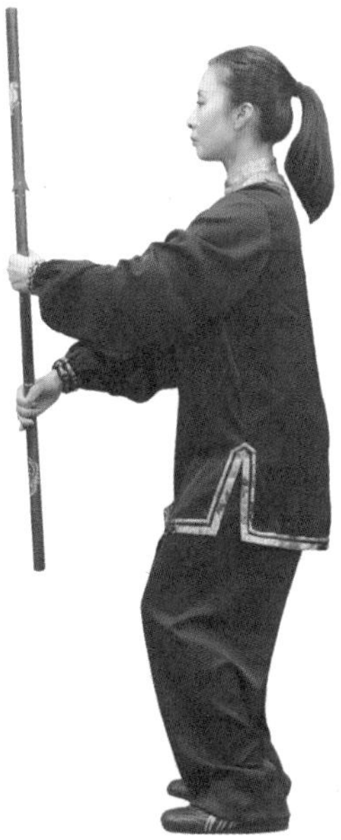

图154

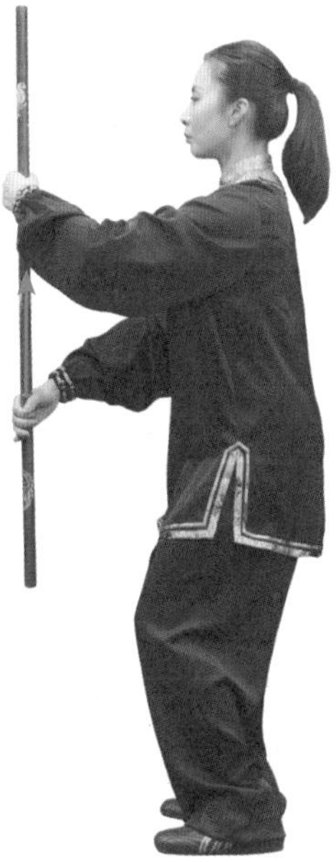

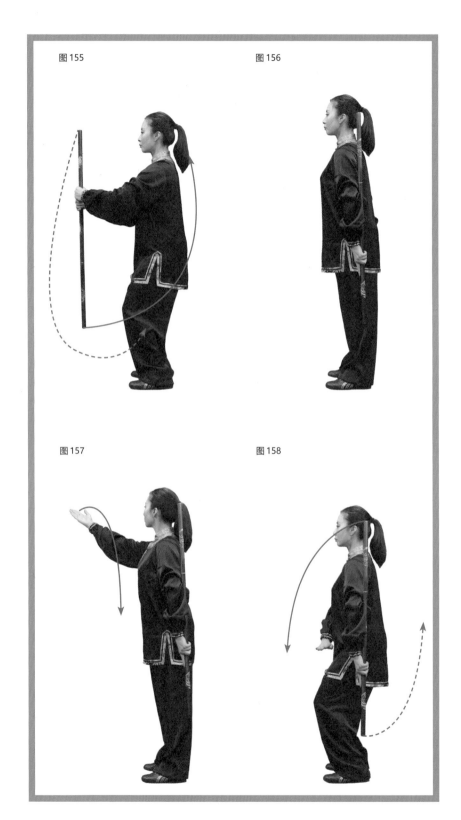

图155

图156

图157

图158

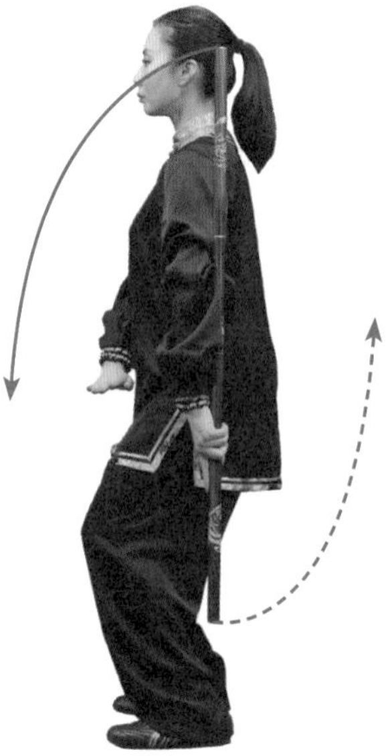

要求

（1）卷旋杖时，两手可适当调节位置，以便杖端能流畅地画弧。

（2）此动作大气磅礴，加以意念的配合，健身效果更佳。

易错点

（1）卷旋杖时，未从小指开始依次握杖。

（2）向上托杖时，手臂僵直。

纠正

（1）单独练习从小指开始依次握杖的动作。

（2）手与杖配合自然，托杖、引杖、夹持杖、滑杖等动作，柔和圆活。

功效

（1）通过手腕的卷旋动作，可拉伸腕部肌肉和韧带，减少腕部损伤。

（2）以杖导引，意念相配合，收气于丹田，有利于培补和养护丹田之元气，提升练功效果。

6. 金龙绞尾

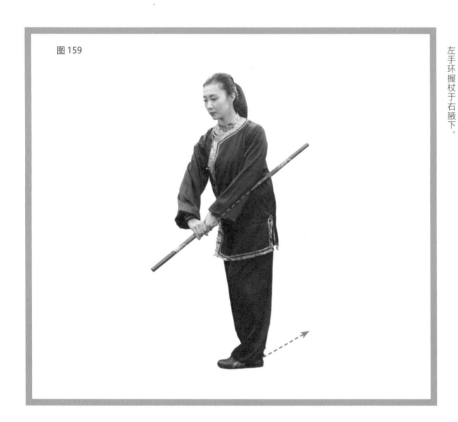

图 159

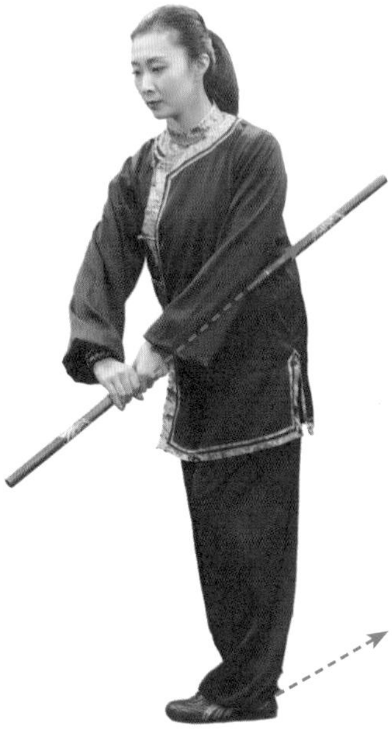

图 159—图 162

右手环握状接杖，接着左手滑杖至杖左端三分之一处。同时右脚脚尖内扣，左脚向斜后方撤步，成右弓步。然后右手向右斜上方引杖画弧，而后腰部向左拧转，左脚脚尖向外旋转，右脚脚跟向后旋转，重心左移，成左弓步，而后两手持杖向左画弧，左手环握杖于右腋下。

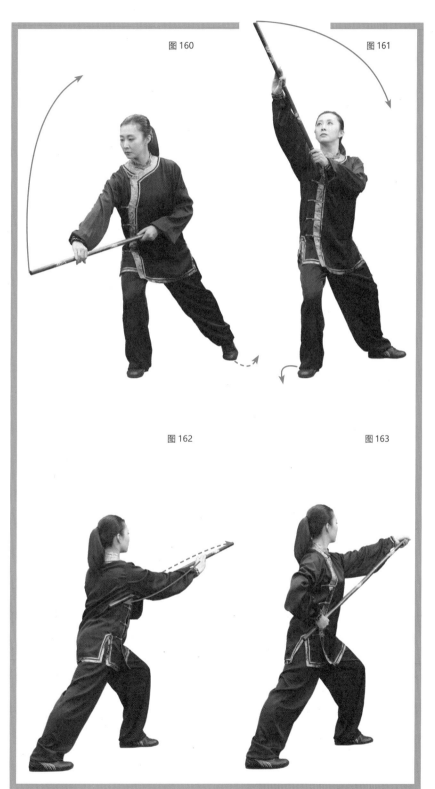

图163—图166

左手向前滑杖至杖端，略比肩高，右手向后滑杖至杖端，收于腰右侧。重心后移，左脚向右脚斜后方插步成高歇步。动作稍停。

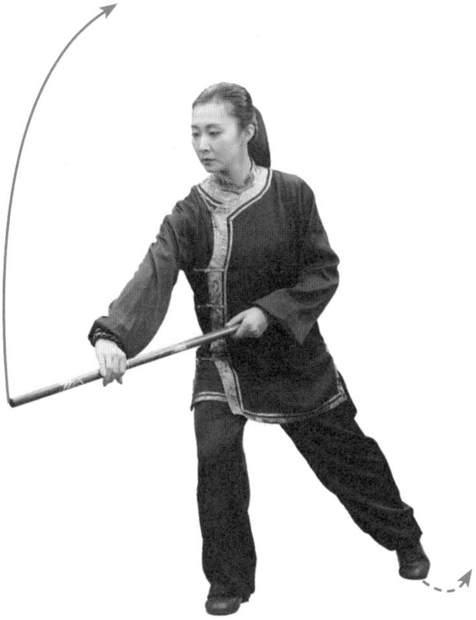

图160

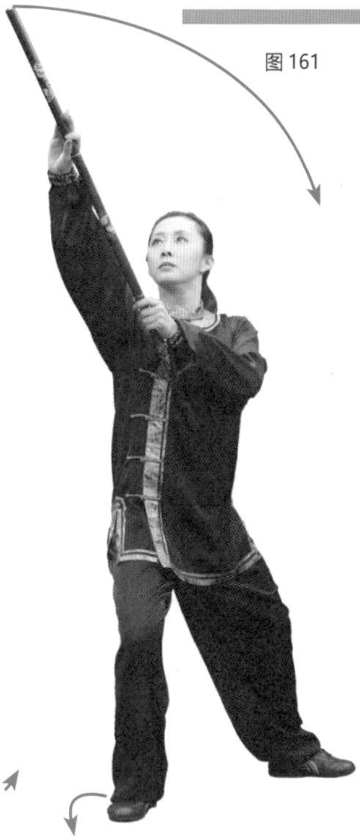

图161

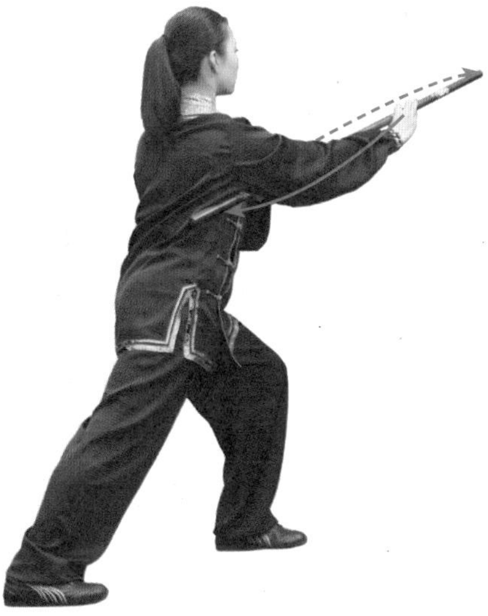

图162

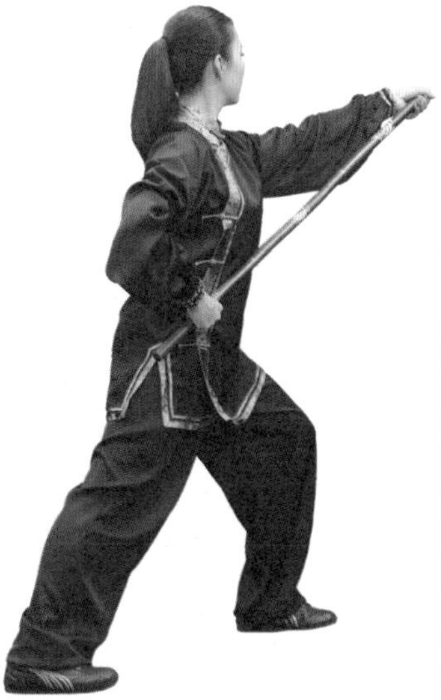

图163

图 164

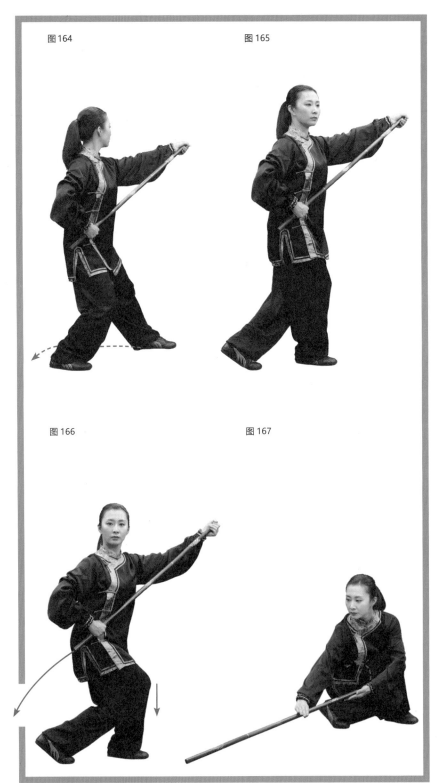

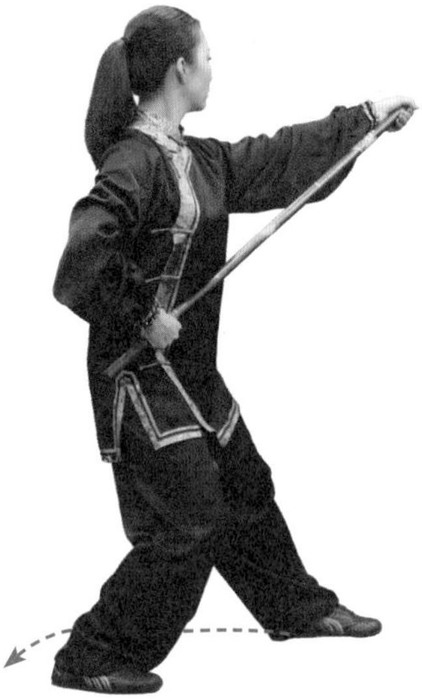

图 165

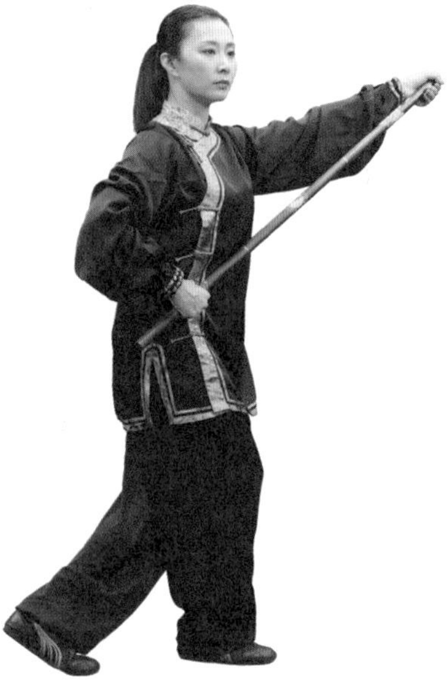

图 166

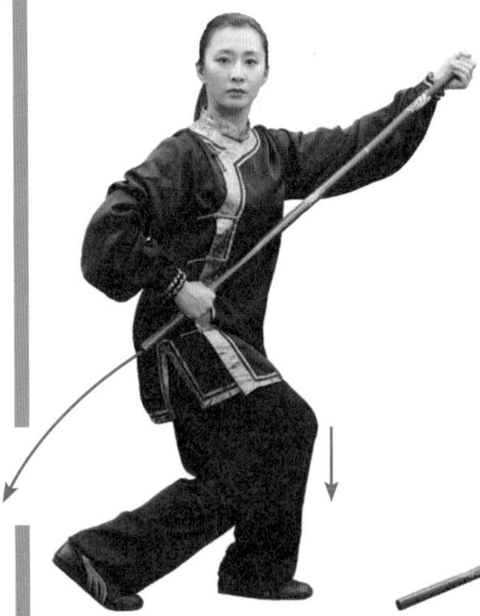

图 167

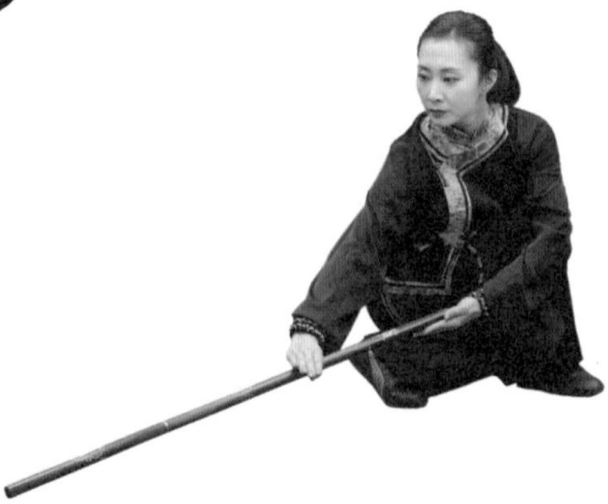

图 167—图 169

随后腰部向右拧转，重心下落，臀部坐在左脚脚后跟上，由高歇步变低歇步，目视杖端方向。左手持杖端向右前方插杖，杖端触地，右手滑杖至杖左端三分之一处，变夹持状，而后左手由外向上、向内、向下画圆绞杖至掌心向下，目视杖端。

图 168

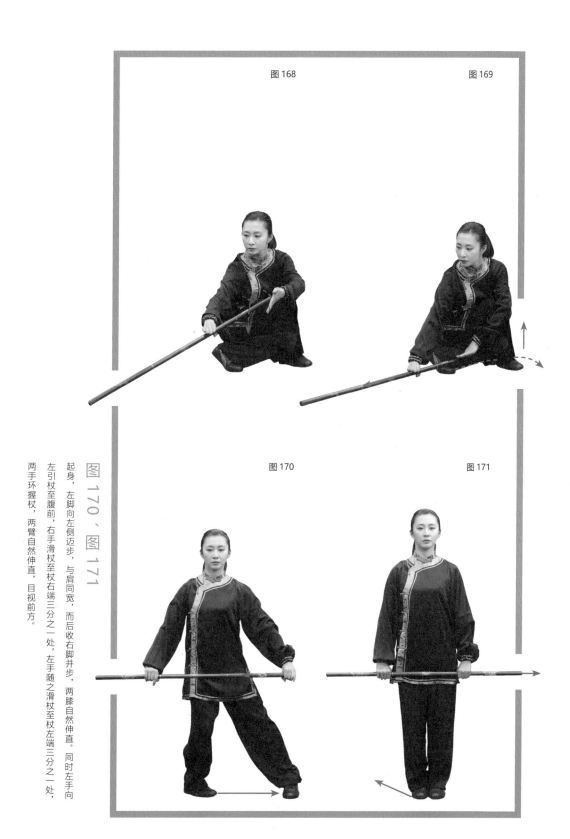

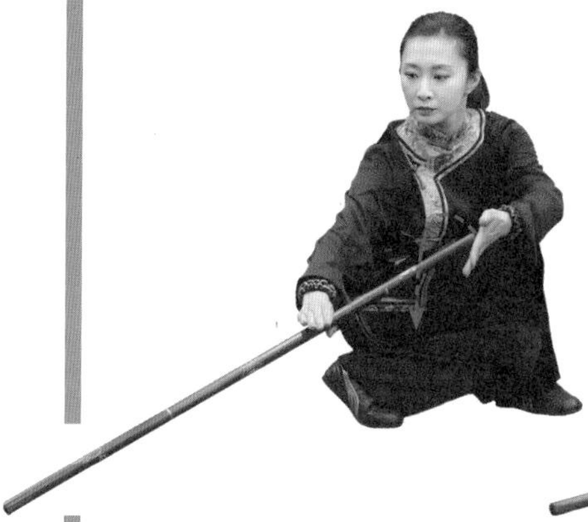

图 169

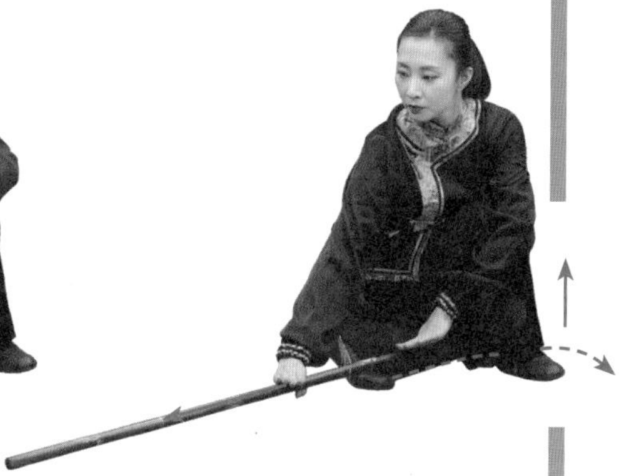

图 170

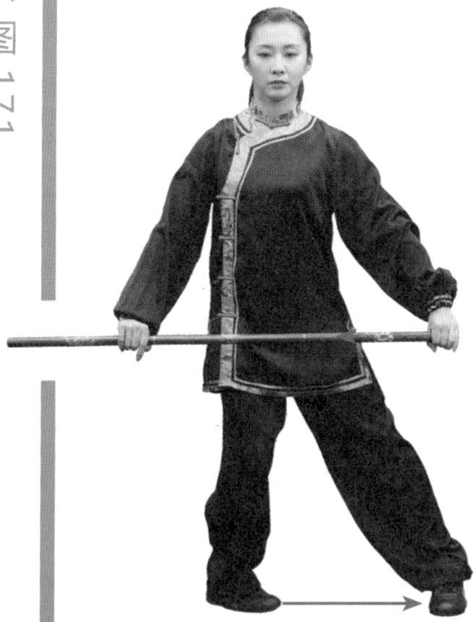

图 171

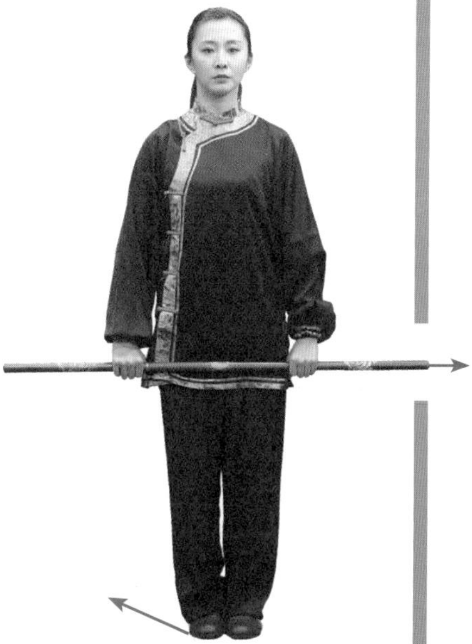

图 170、图 171

起身，左脚向左侧迈步，与肩同宽，而后收右脚并步，两膝自然伸直。同时左手向左引杖至腹前，右手滑杖至杖右端三分之一处，左手随之滑杖至杖左端三分之一处，两手环握杖，两臂自然伸直，目视前方。

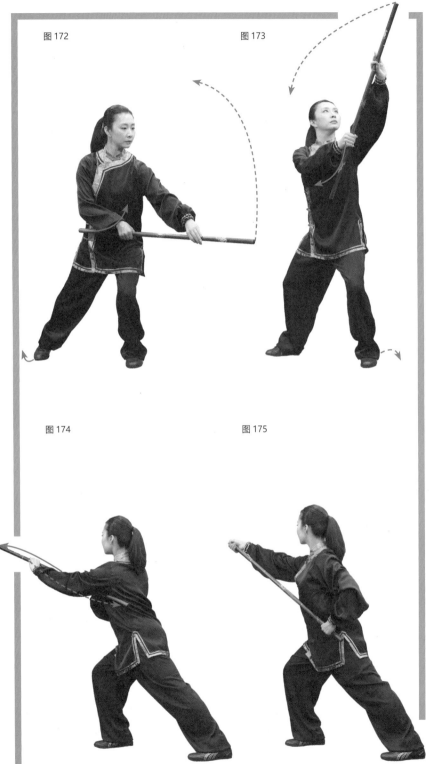

图172—图183

图172—图183动作与图160—图171动作相同，唯方向相反。

图172

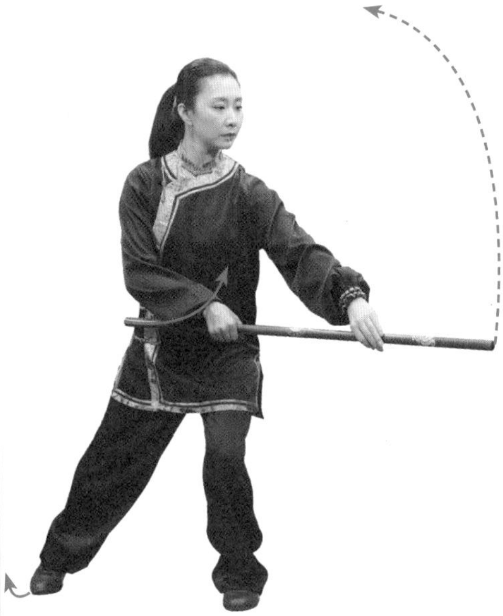

图173

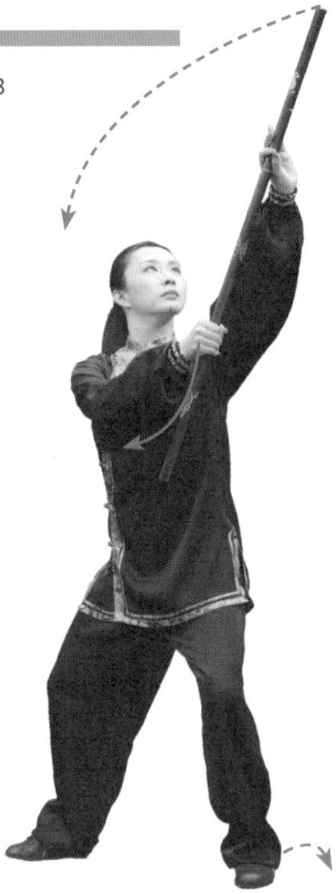

图174

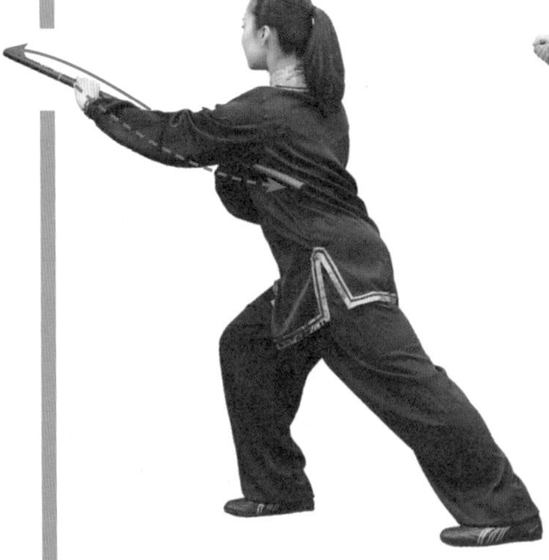

图175

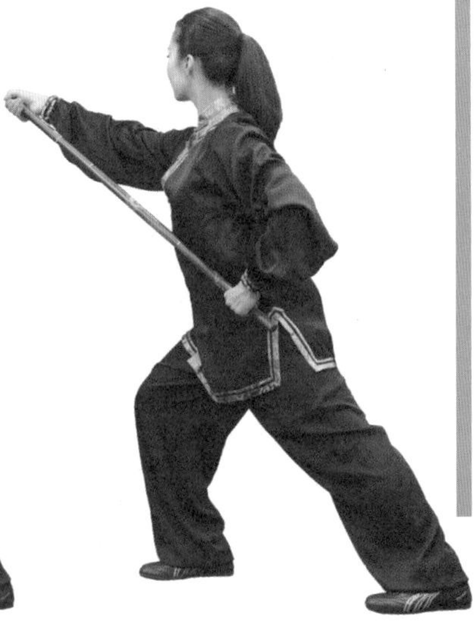

图 176

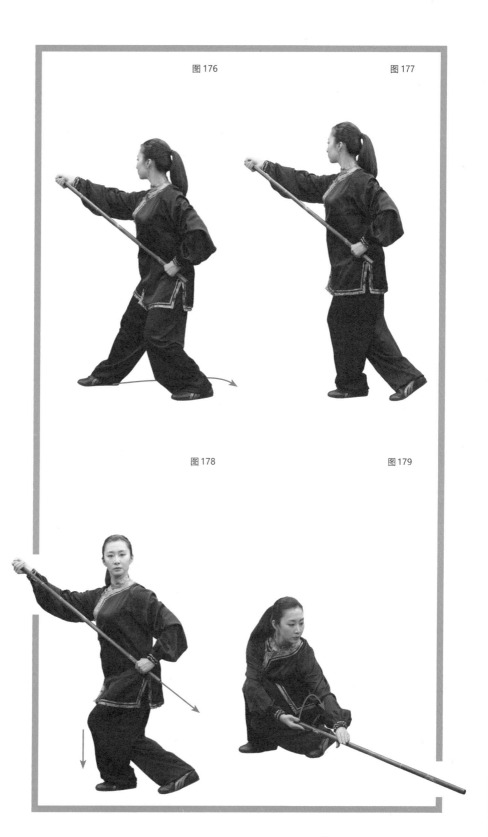

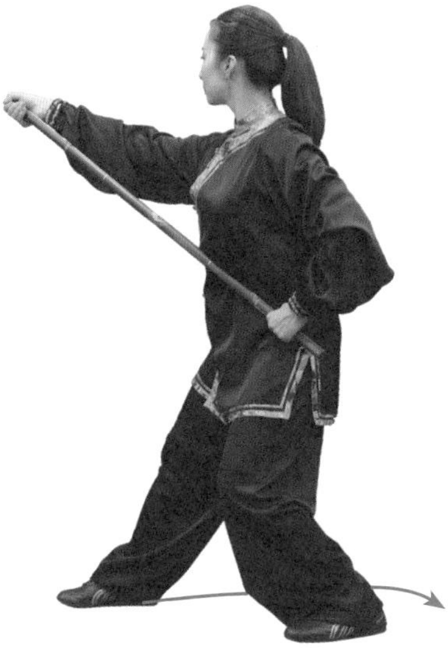

图 177

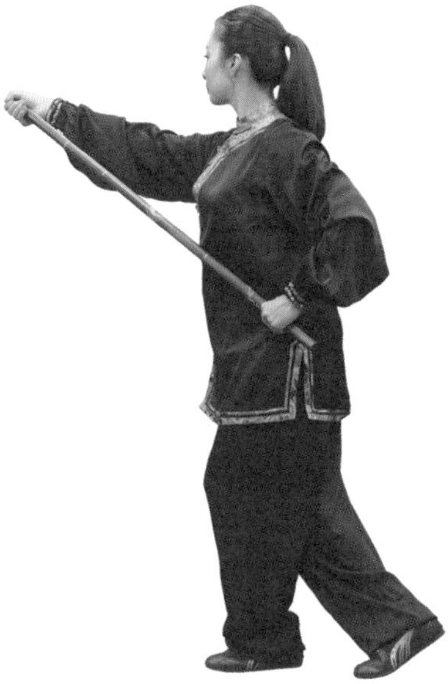

图 178

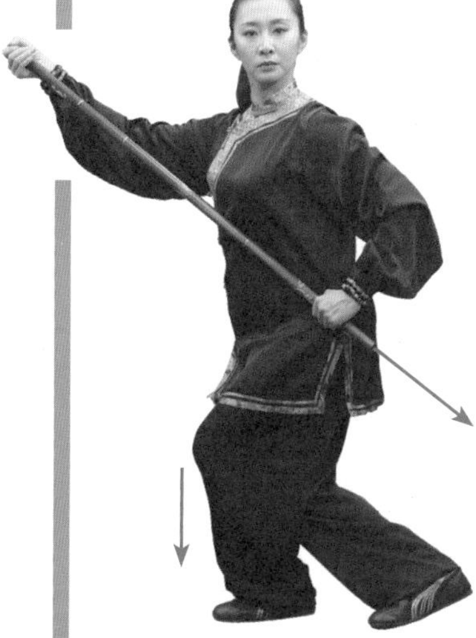

图 179

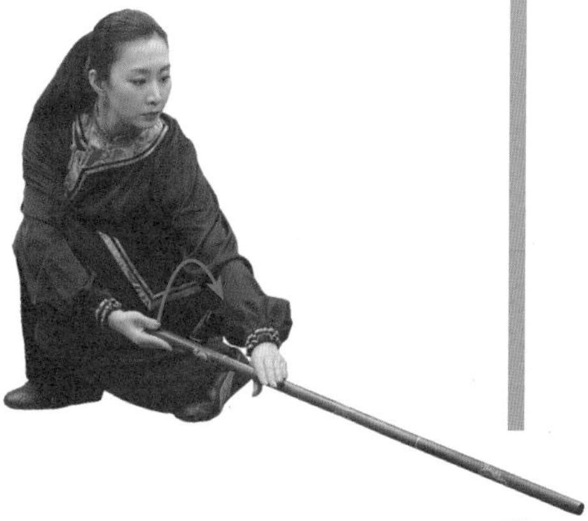

图 180

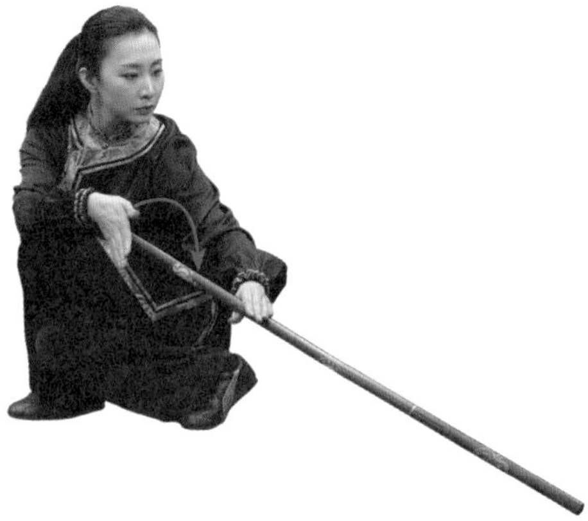

图 181

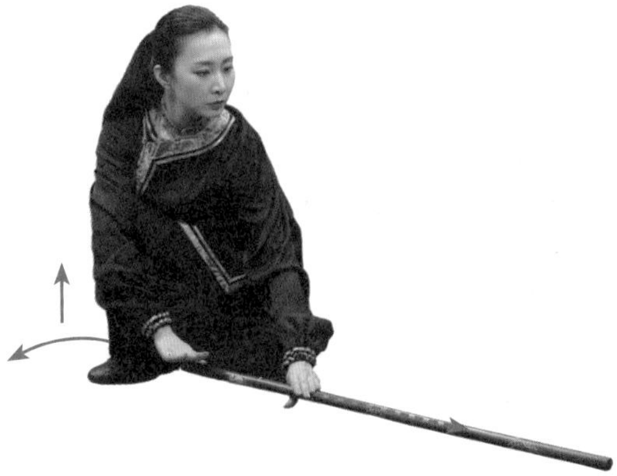

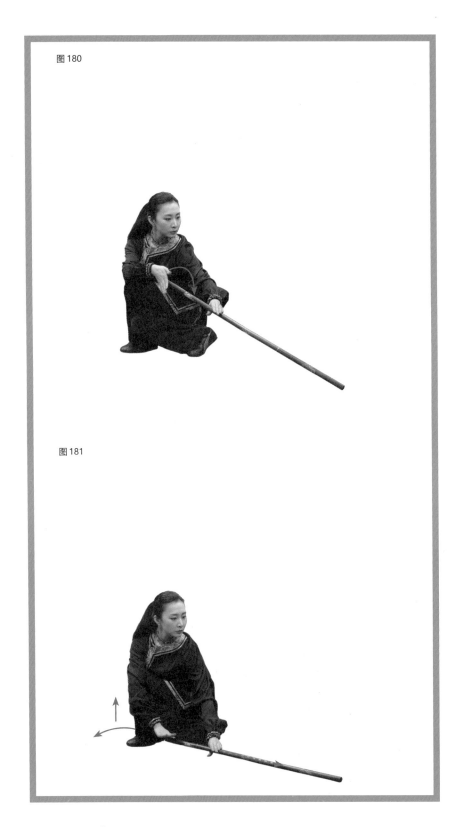

图 182　　图 183

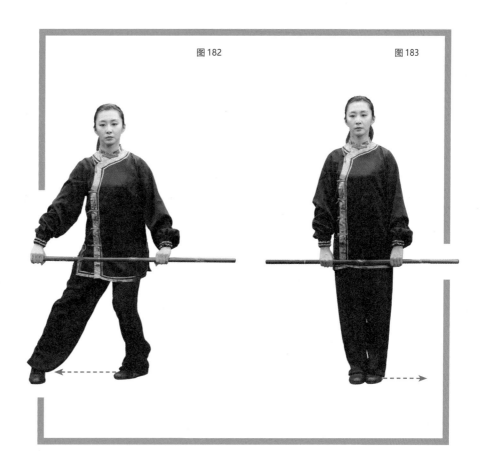

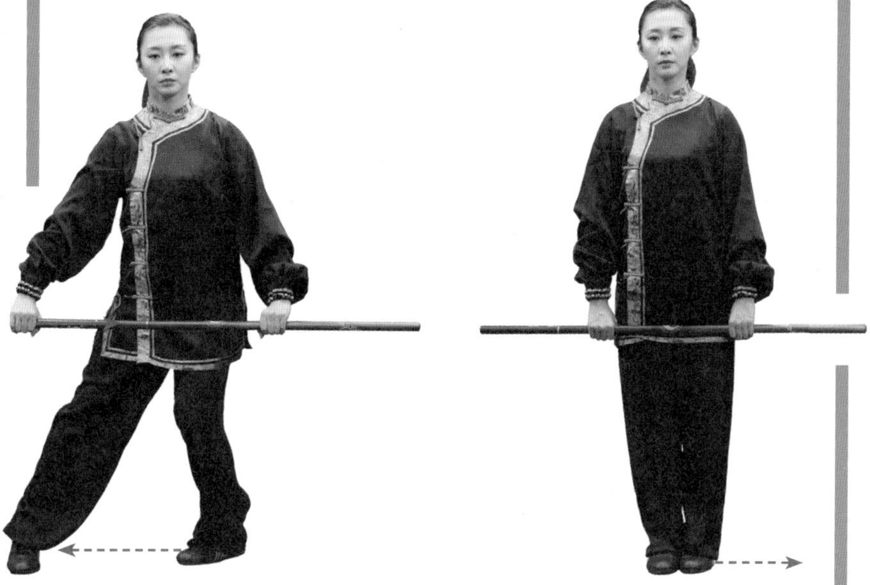

要求

（1）引杖画立圆时，应配合腰部拧转，使杖端于同一平面画圆，杖的运行圆滑、流畅。

（2）两手相向滑杖时，保持杖贴身体，手不离杖。

易错点

高歇步时，后退膝盖抵按前腿承山穴，动作未稍停。

纠正

单独练习歇步，提高身体的柔韧性。规范动作细节，尤其注意高歇步时，动作须稍停片刻，以提升养生效果。

功效

（1）高歇步时，后腿抵按前腿承山穴，对于足太阳膀胱经的刺激效果明显，可以加速代谢，起到排毒的效果。

（2）低歇步时，两臂向斜前方引杖，可以有效地提高习练者的平衡能力和柔韧性，同时能够增加腿部肌肉力量。

7. 探海寻宝

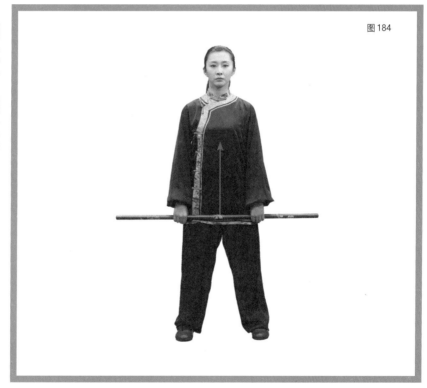

图184—图186

左脚向左开步，与肩同宽，两腿自然伸直。接着两手环握杖向前、向上画弧至与肩同高，随后屈肘、坐腕，回收至乳下。

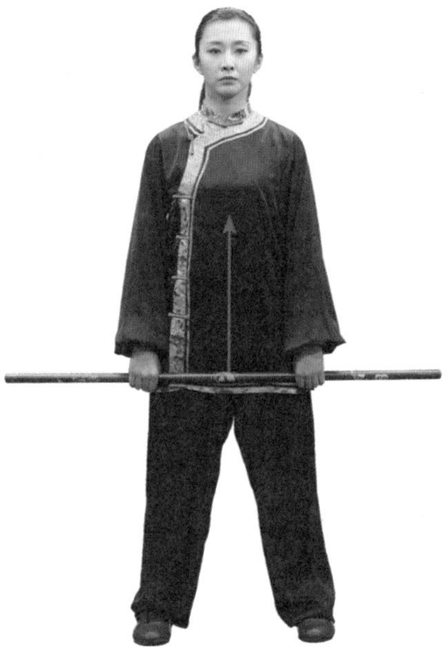
图184

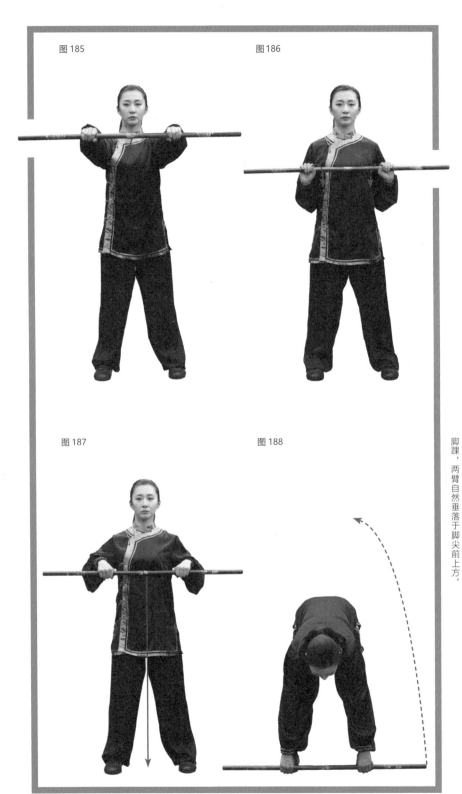

图 185

图 186

图 187

图 188

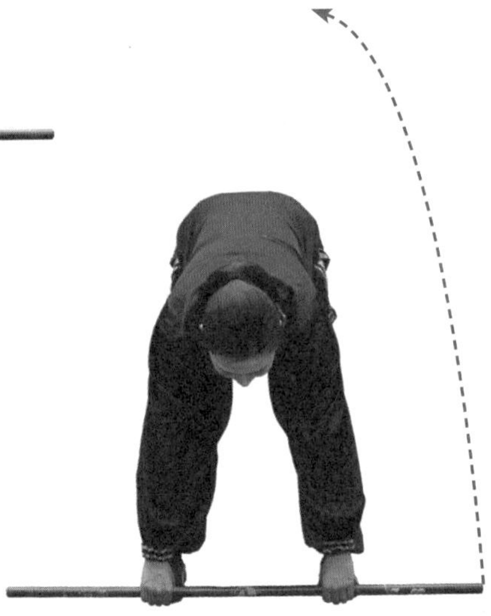

图187、图188

两手屈腕向内卷杖，然后向下摩运至两臂自然伸直时，弯腰前屈，继续向下摩运至脚踝，两臂自然垂落于脚尖前上方。

图 189

微微屈膝，身体左转，两臂画弧向左上方举杖，左手上举，右手置于左肩前，使杖垂直于地面，两膝伸直，眼睛看杖左端。

图 190、图 191

两膝微屈，身体右转，两手臂画弧回收至体前自然垂落，而后两膝伸直，塌腰、抬头，目视前方。

图 192、图 193

头部、腰部放松，两手环握杖回收贴于小腿前侧，然后沿两腿前侧向上摩运至乳下。

图 189

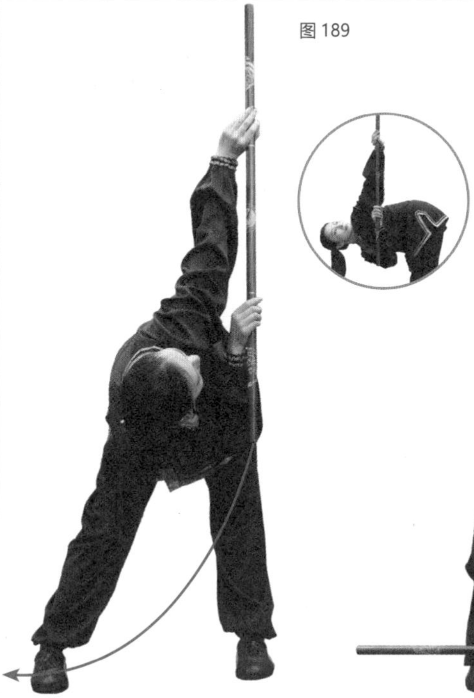

图 190

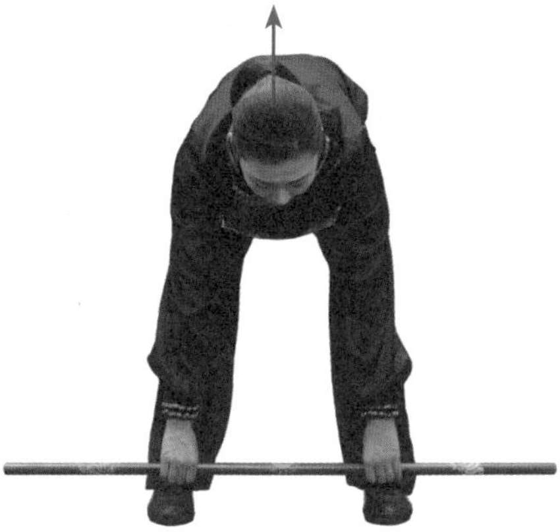

图 191

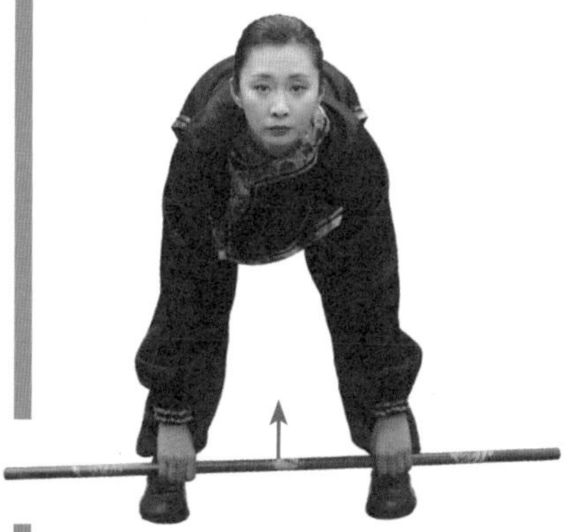

图 192

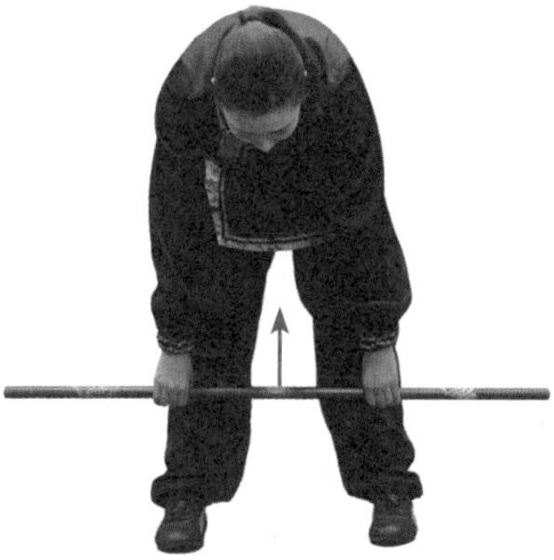

图 193

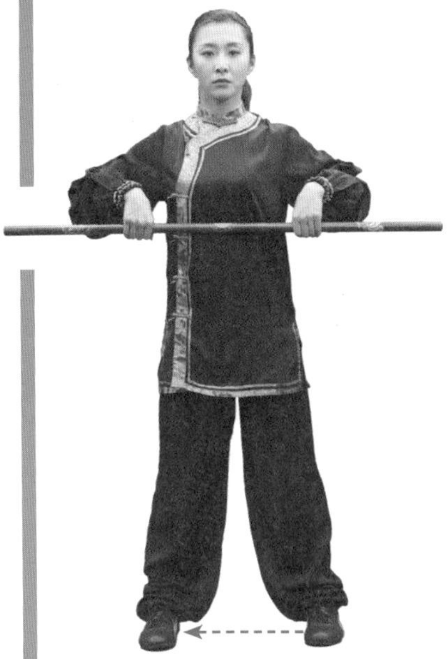

图 194

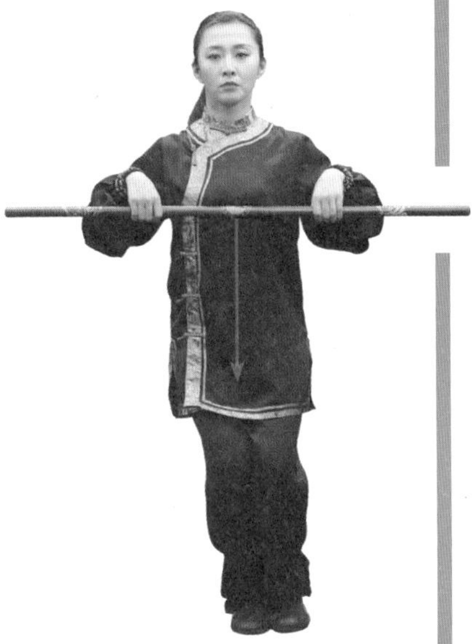

图 195

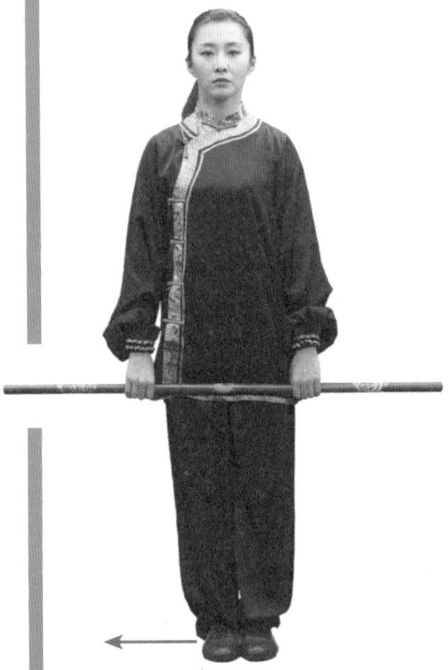

图 196

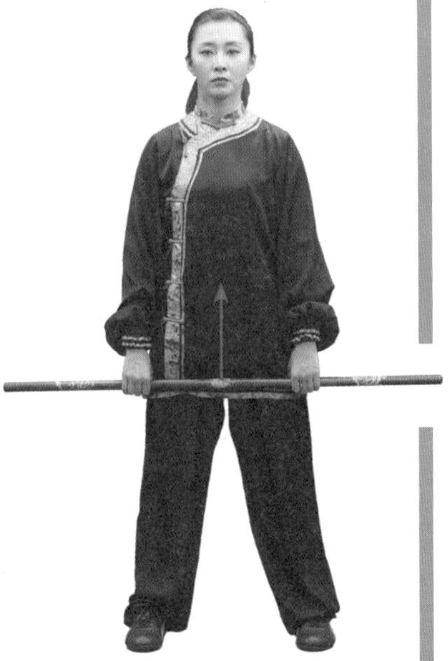

图 194、图 195

左脚回收成并步，两膝微屈，两手腕内屈向下卷杖，摩运至腹前，两膝伸直，目视前方。

图 196—图 207

图 196—图 207 动作与图 184—图 195 动作相同，唯方向相反。

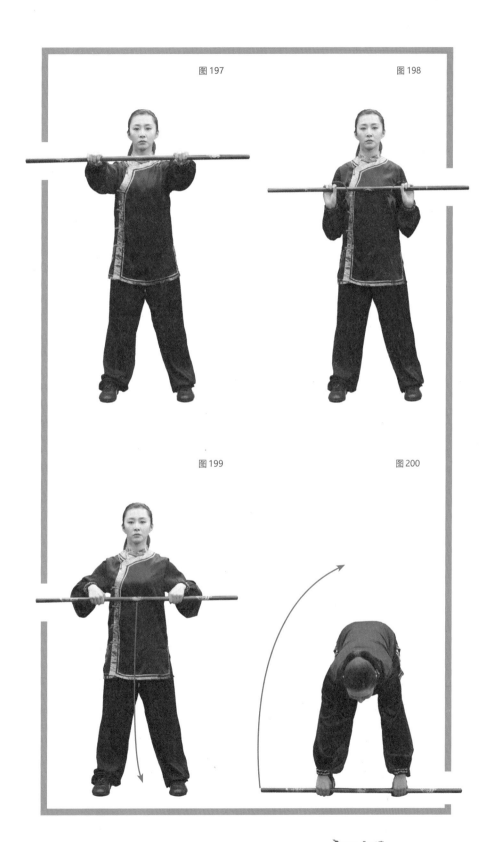

图 197

图 198

图 199

图 200

图 201

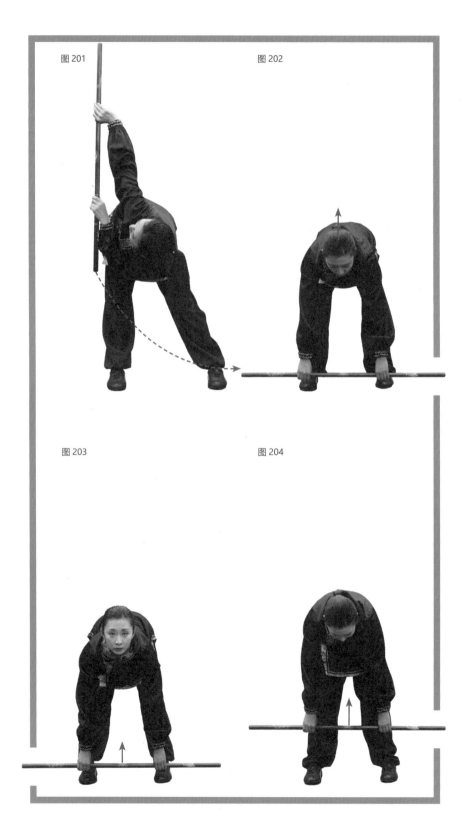

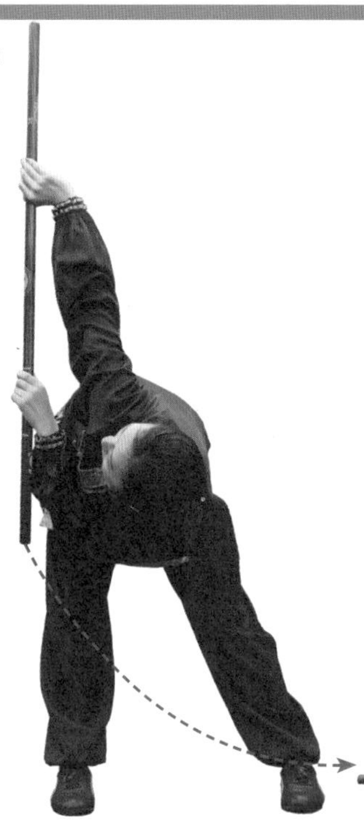

图 202

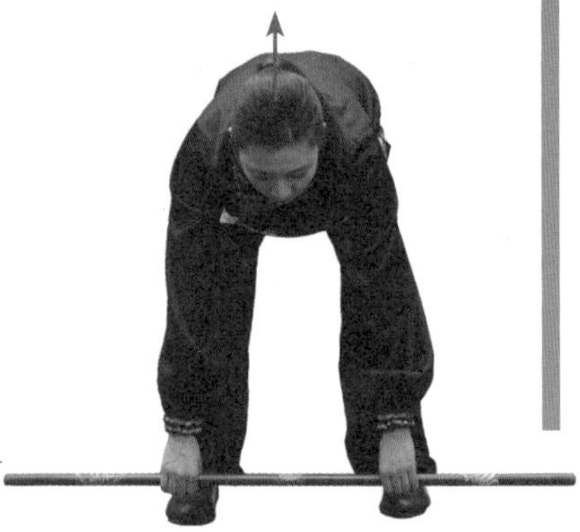

图 203

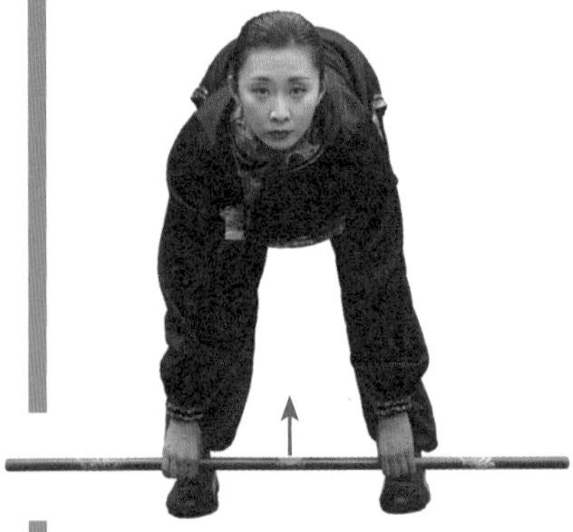

图 204

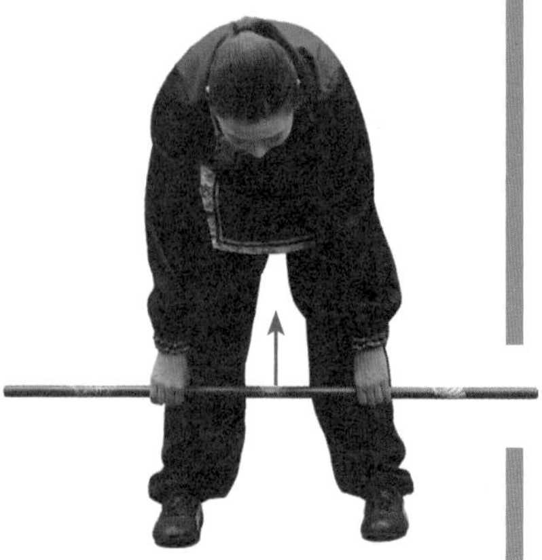

图 205

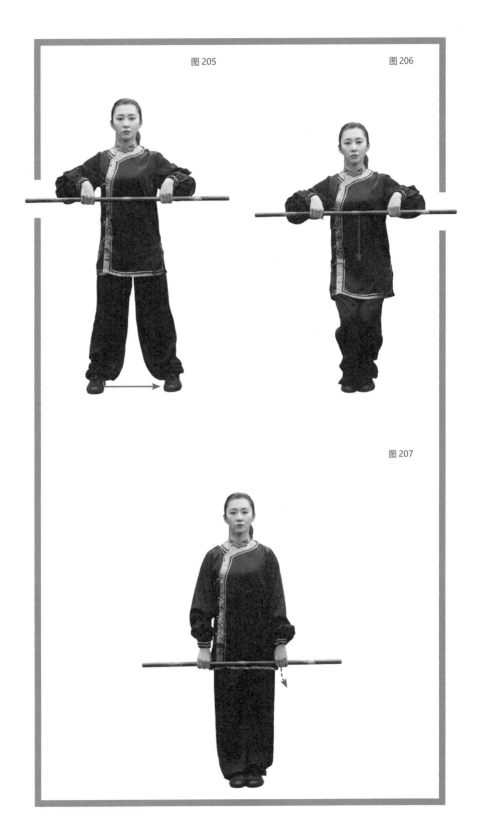

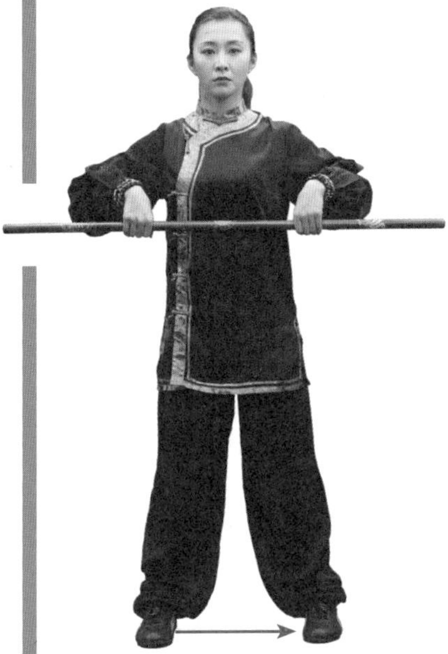

图 206

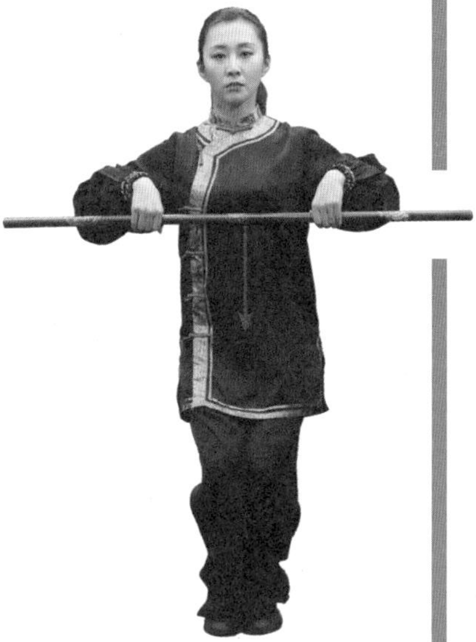

图 207

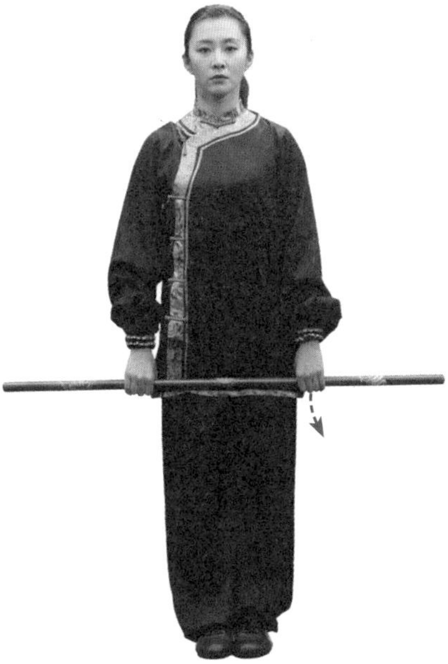

要求

（1）两臂向前、向上画弧举杖时，大臂主动发力，肩部松沉。

（2）转体举杖时，应注意两臂的发力关系。以向左转体举杖为例，左手主动发力向左上方引杖，右手随之摆至左肩前侧。

易错点

（1）转体举杖，两手环握位置有滑动。

（2）抬头探海，两膝未伸直，未塌腰、抬头。

纠正

（1）多练习引杖动作，提高手臂的灵活性。

（2）单独练习两膝伸直、前俯身、塌腰、抬头的动作。

功效

（1）转体举杖时，肩关节活动范围加大，可以锻炼肩部肌肉与韧带；拧腰、转头的动作能有效刺激任督二脉，加强全身气血流通，强腰固肾。

（2）抬头探海时，塌腰、抬头的动作使背部形成反弓，可以牵拉脊椎，缓解腰背部肌肉疲劳，同时拉伸大腿后侧韧带和肌肉，提高身体的柔韧性。

8. 气归丹田

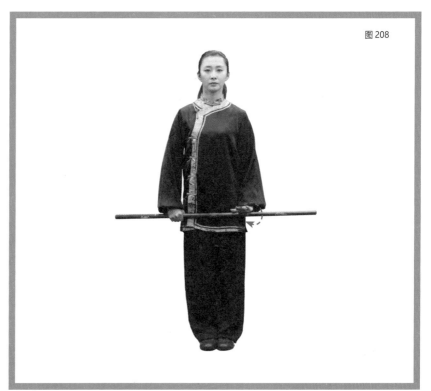

图 208—图 210

左手五指自然伸直，掌心贴杖，向外旋腕至托杖状，而后右手松开杖，自然垂落于体侧，左手夹持杖收于体侧，杖垂直于地面，目视前方。

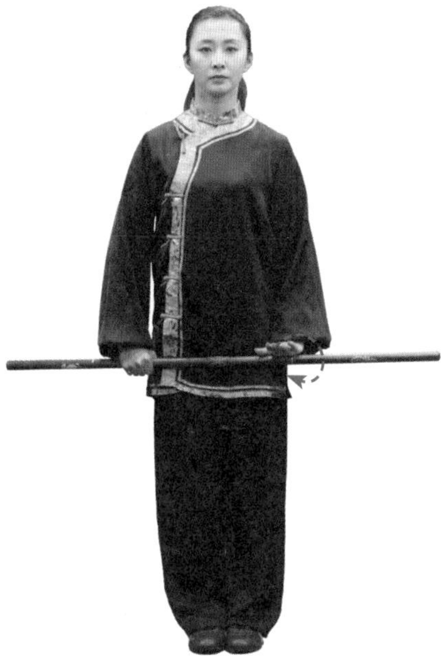

图 208

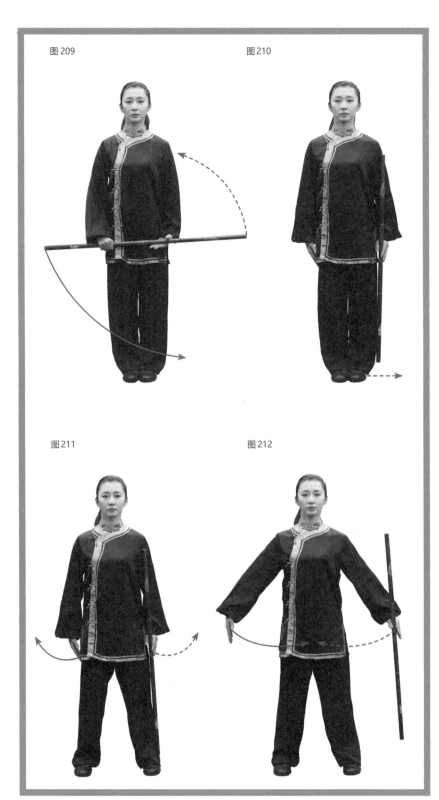

图209

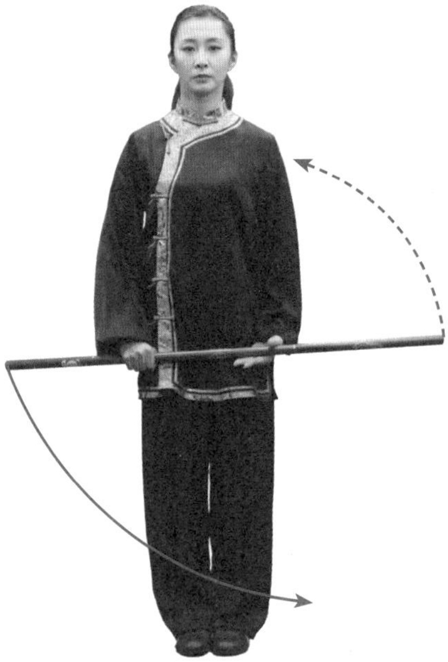

图210

图211

图212

图211—图213

两膝微屈，左脚向左侧迈步，与肩同宽。两手向身体两侧举起约45°，而后向内合抱，收于腹前，掌心向内，十指相对，指尖相距约10厘米，目视前方。

图214、图215

两腿伸直，两手向内回收至腹前，随后两臂自然垂落于身体两侧。

图216

左脚回收并步，两腿自然伸直，目视前方。

图213

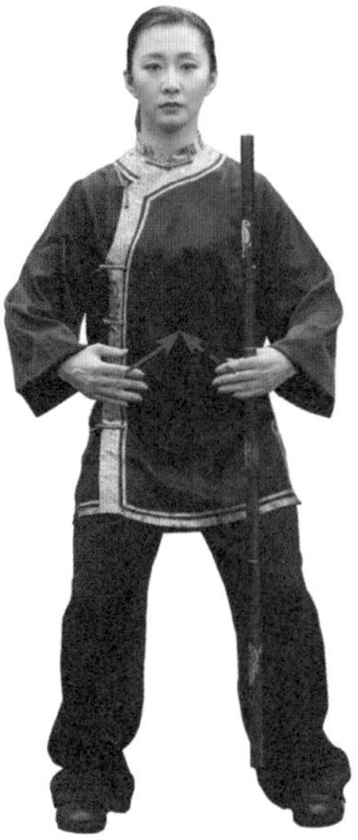

图214

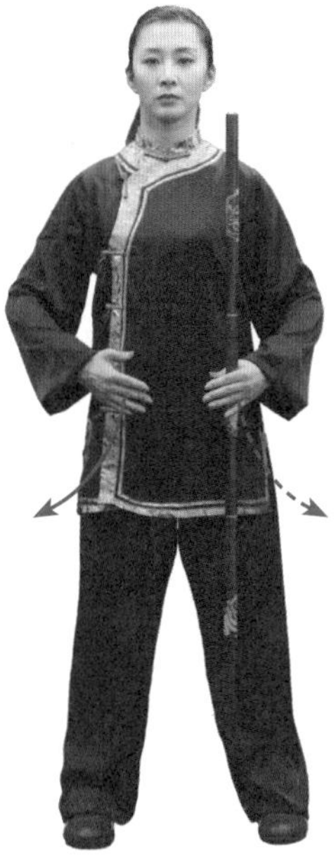

图215

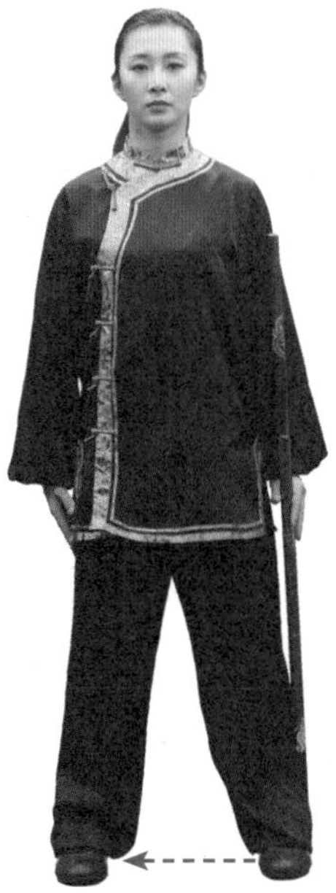

图216

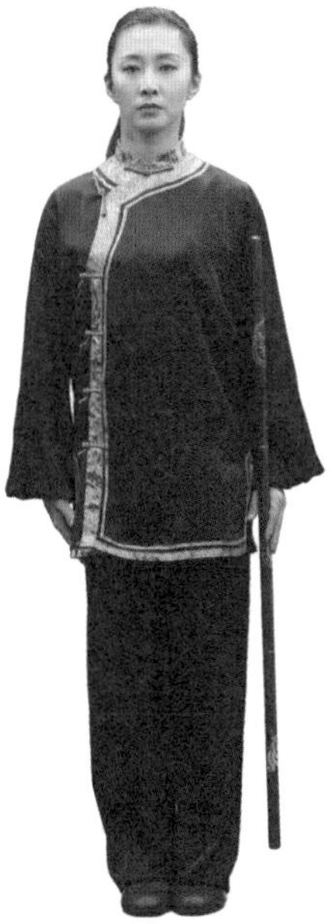

要求

吸气时两臂合抱于腹前，闭气时动作稍停，而后吐气，两手垂于体侧。

易错点

两手合抱于腹前时，十指间距小于或大于 10 厘米。

纠正

规范动作，身杖合一，气息归根。

功效

抱气、拢气动作配合以深呼吸，使得运动过程中高速运转的心肺系统慢慢平复，使身心回归到平静的状态，同时两手合抱收于丹田，可以巩固丹田元气。

参考资料

[1] 国家体育总局健身气功管理中心 . 健身气功：太极养生杖 [M]. 北京：人民体育出版社，2009.

[2] 国家体育总局健身气功管理中心 . 健身气功发展史 [M]. 北京：人民体育出版社，2018.

[3] 南京中医学院 . 诸病源候论校释：上册 [M]. 北京：人民卫生出版社，1982.

[4] 国家体育总局健身气功管理中心 . 健身气功二百问 [M]. 北京：人民体育出版社，2007.

[5] 关永年 . 太极棒气功 [M]. 北京：人民体育出版社，1984.

[6] 习云太 . 中国武术史 [M]. 北京：人民体育出版社，1985.

[7] 李永昌 . 中国按摩术 [M]. 合肥：安徽科学技术出版社，1985.

[8] 石爱桥 . 中华养生精粹 [M]. 武汉：湖北人民出版社，2005.

[9] 浙江省气功科学研究会，《气功》杂志社编辑部 . 中国气功四大经典讲解 [M]. 杭州：浙江古籍出版社，1988.

[10] 陶秉福，杨卫和 . 气功疗法集锦：二 [M]. 北京：人民卫生出版社，1982.

[11] 余功保 . 中国古代养生术百种 [M]. 北京：北京体育学院出版社，1991.

[12] 沈寿 . 导引养生图说 [M]. 北京：人民体育出版社，1992.

[13] 韦以宗 . 中国整脊学 [M]. 北京：人民卫生出版社，2006.

[14] 郑勤 . 太极文化与功法 [M]. 武汉：湖北人民出版社，2004.

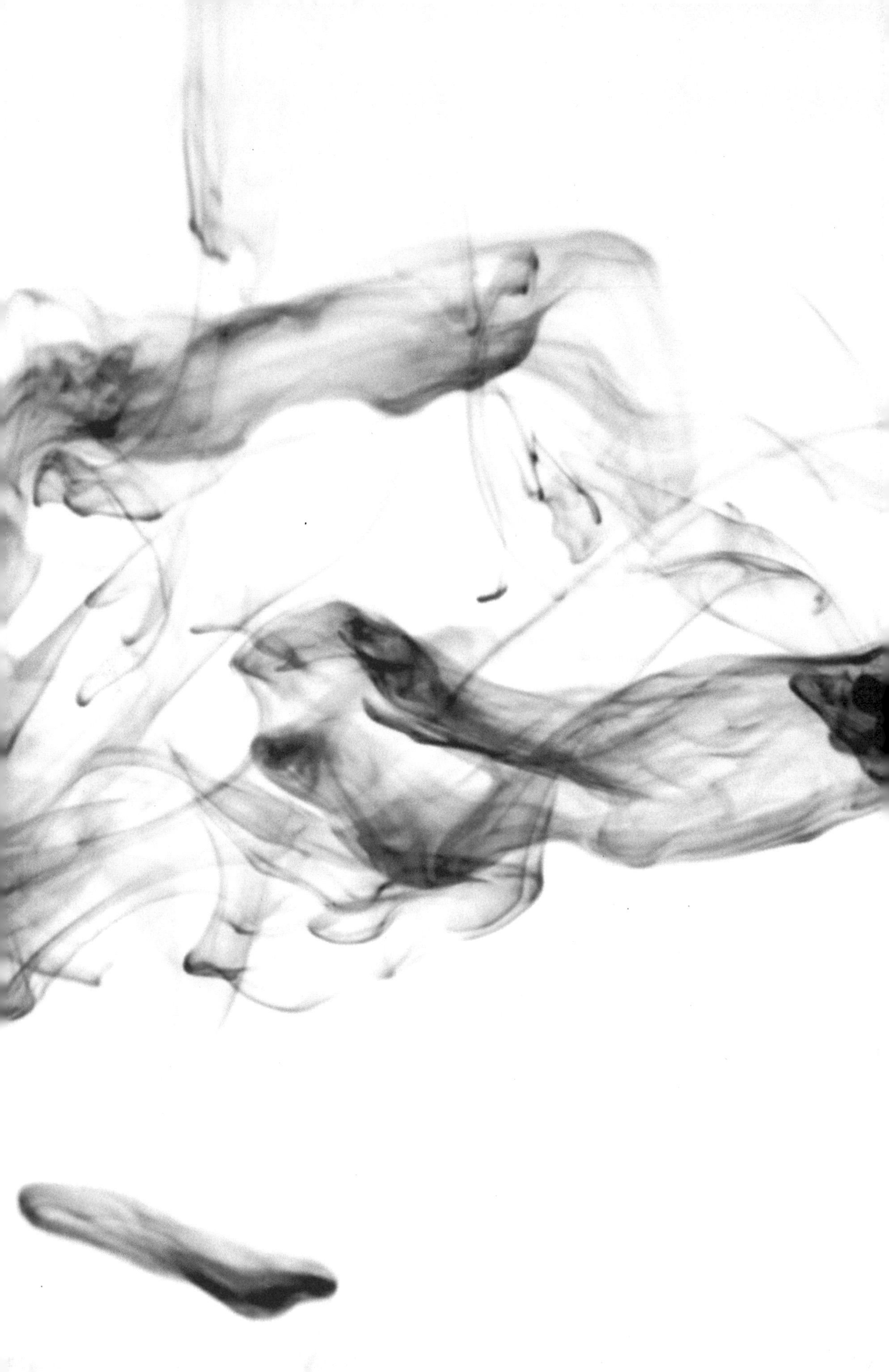